赤ちゃんと脳科学

小西行郎
Konishi Yukuo

a pilot of wisdom

目次

序章　悩める母親の育児事情

安心よりも不安をください

あるとき一人の母親が、私の勤める病院の育児外来に赤ちゃんを連れてきて、こんな質問をしました。

「先生、九ヶ月になる子どもが、寝ながら頭をゴンゴンと後ろにぶつけるしぐさを頻繁にします。少し気になったので、同じころに生まれた赤ちゃんを持つ友人にその話をしたら、『それはきっとあなたのストレスが子どもに伝わっているからよ』と言われ、とても心配です。やはり、ストレスなのでしょうか」

彼女は、友人から言われた「ストレス」という言葉をしきりに気にしているようでした。

他にも「虐待」や「PTSD（心的外傷後ストレス障害）」「トラウマ」といった流行《はや》りの言葉に敏感で、子どもに手を上げたくらいで「これは虐待になるのか」と心配そうに聞いてくる母親もいます。

こんなとき最近の母親は、安堵感をおぼえる言葉を言われるより、心理的原因がどこかにあると指摘されるほうが、かえって安心するように見えることがあります。

もし私が、「赤ちゃんのしぐさにはいろいろなものがあるから、特に気にしなくていいですよ」と言ったとします。するとたいていの母親は、「ちゃんと見てくれない不親切な医者」だと不信感をもつか、はっきりとした原因を明らかにして、納得させてくれるよう求めます。そして、自分が想像していたことを医者が言いあててくれるほうが、彼女たちの期待を裏切らないようで、どこかホッとした表情を見せます。育児に関する「情報」が多すぎるために、ほんの些細なことでも疑心暗鬼にならざるをえないのでしょうか。

それでは、先ほどの赤ちゃんは、本当に母親のストレスのせいで変な行動をとったのか、そのことから説明することにしましょう。

自分の存在を認識する

赤ちゃんは、生まれて二―三ヶ月もたち首がすわってくると、仰向けではなく、視界の広がる身体を起こした抱き方を要求するようになります。機嫌を損ねて火がついたように泣いていても、身体を起こした姿勢にして抱くと泣きやむことがあるのは、そのためです。

またそのころの赤ちゃんは、自分の手で顔を触るしぐさをして、しばらくすると手を口に入れたり、右手と左手を合わせたりします。次に、手を伸ばして足をつかんだり、舐めたりするようになります。あるとき自分の手や足を見て、「おや、これは何だ？」と不思議に思うのかもしれません。

このように赤ちゃんは、手や足を使って身体感覚を発達させ、自分の存在を確かめながら育

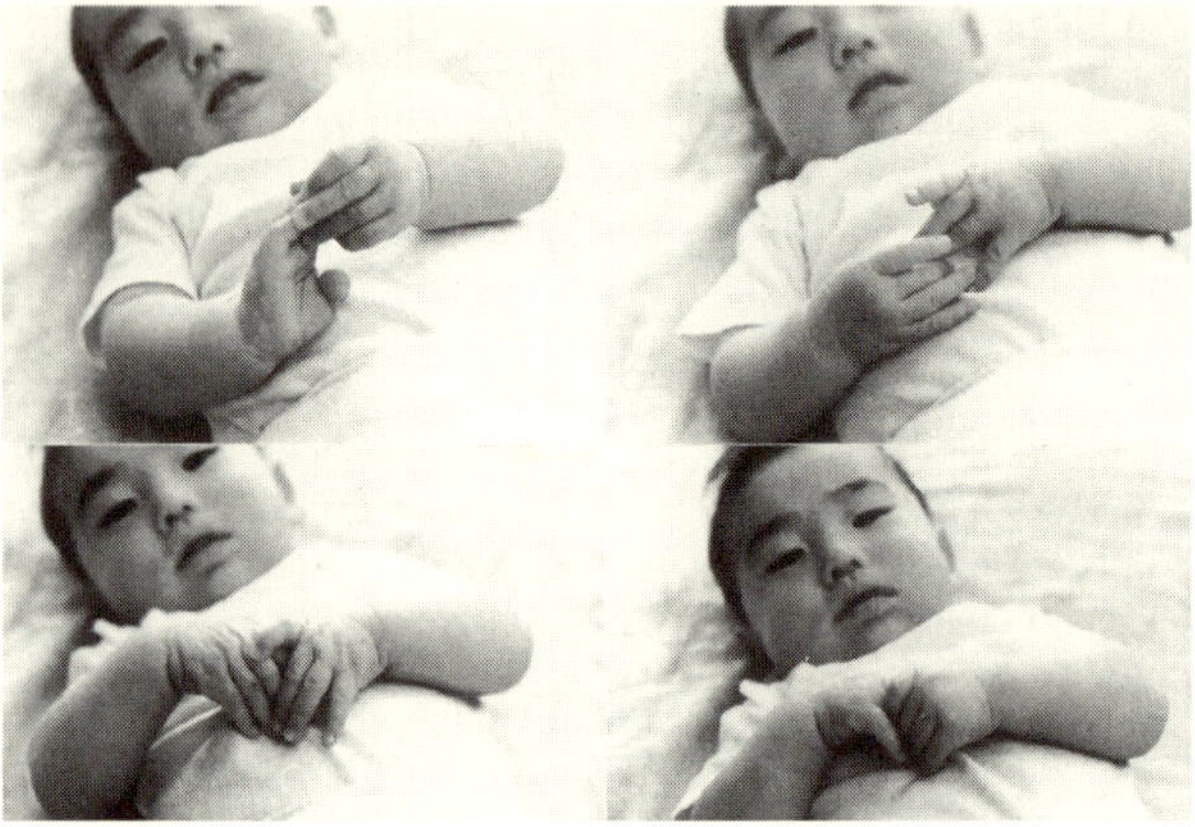

手と手を合わせることで、自分の存在を確認していく。(写真提供/竹下秀子)

っていきます。

その後、目の前の世界だけでなく、自分の後ろにもどうやら世界があるらしいことに気づき始めます。生後九ヶ月から一〇ヶ月ごろのことです。

実は、赤ちゃんが後ろへ頭をゴンゴンとぶつけるしぐさについては、一〇ヶ月前後の赤ちゃんを持つ母親からよく質問されることです。このしぐさをする時期と、頭や後方を気にする時期がちょうど一致することから、この二つは関係があるのではないか、と私は思っています。だとすると、このような赤ちゃんのしぐさを何でも親のストレスや欲求不満などと結びつけるのは、少し考えすぎでしょう。

たとえば、生後二ヶ月の赤ちゃんによく見

られるしぐさに「指しゃぶり」があります。赤ちゃんの指しゃぶりは、「甘えが抜けない」「お腹が減っている」「ストレス」など、いろいろな理由を私たちに想像させます。事実、「空腹のサインだろう」と考え、研究をしていた学者もかなりいました。

ただこれについても私は、「赤ちゃんは、口や舌を使って自分の手を知覚しているのではないか」と考えています。このように、赤ちゃんのしぐさには、親の勘違いを招いてしまうものが多く含まれているのも事実なのです。

発達としてのベビーサイン

最近、母親たちの間で話題になっているものに「ベビーサイン」があります。言葉を使えない時期の赤ちゃんが、言葉の代わりとなるサインを使って親と「会話」をする方法です。たとえば、腕を左右に大きくゆっくり振ると「ゾウ」、手を合わせると「いただきます」をあらわします。他にも「車」「ボール」「ミルクを飲みたい」といったサインで、親子のコミュニケーションをはかることができます。

「物まね」や「擬音語」を使った会話は、昔から子育ての中で自然と行われてきましたが、近ごろでは、ベビーサインの「模範例」が本にまとめられ、言葉による意思伝達ができなくても、親子の絆を深める育児ができると注目されています。

一方でこんな話もあります。「ベビーサインを取り入れた子は、取り入れなかった子よりも知能が高くなった」「ベビーサインの教室で、すでに能力の格差があらわれている」というものです。一歳そこそこの我が子を見て、「他の子はできるのに」と心を痛めている親もいて、その思い込みの強さに驚いてしまいますが、私が専門としている発達行動学の中でも、実はいくつかのベビーサインが研究されています。

しかしそこでは、育児書に書かれたベビーサインとは少し違った解釈がされています。最大の違いは、「親が子どもに教えるものではなく、子どもによる自発的なメッセージである」という点です。赤ちゃんが胎児のときから生命を賭けて獲得した力、能力といってもよいでしょう。

そしてそこには、親に誤解を与えるサインが多く潜んでいます。先ほどの指しゃぶり以外にも、「模倣」「新生児微笑」「泣く」といったさまざまなサインがあります。

胎児と新生児の「模倣」の違い

まず「模倣」についてみてみましょう。

何かを真似るという行動は、人間が言葉や技術を習得する方法として非常に重要です。そしてこの模倣は、生後間もないころから身についています。

たとえば、生まれたての赤ちゃんに「舌出し」をしてみせると、赤ちゃんはそれを真似て舌を出します。真似をしてくれると育児の疲れも吹き飛んで、親としては非常に嬉しいものですが、ここにも親の勘違いがあるようです。

発達心理学を研究している金沢大学の池上貴美子教授は、出産予定日よりも早くに生まれてしまった未熟児に、口の部分に穴をあけたヒトの顔の絵を見せる実験をしました。そして、口から舌の形をした紙が出し入れされる様子を見る赤ちゃんの表情を観察したのです。すると、何度も舌の動きを見せられているうちに、未熟児でも舌を出して真似をすることがわかりました。

この実験がおもしろいのは、「未熟児でも舌を出した」ということです。なぜかというと、未熟児は、受精日数から割り出した出産予定日以前に生まれた、いわば「子宮の外に出た胎児」だからです。ですからこの実験は、人間がお腹の中で、すでに何かの刺激に対して模倣しようとする能力を身につけていることとの発見につながりました。

同時に、同じような実験を生後三ヶ月の満期出産児に行うと、未熟児とは反応に違いがあることもわかりました。未熟児の場合、絵に描いた顔の目や口の位置がバラバラでも模倣する子が多いのですが、生後三ヶ月の満期出産児では、目や口や鼻などが「顔」として並んでいないと模倣しない子のほうが多かったのです。ということは、生まれたばかりの赤ちゃんが親の真似をしたからといって、親の顔を理解したうえで模倣しているかどうかは定かではないのです。

理由もなく「微笑む」「泣く」

次の「新生児微笑（生理的微笑）」も、生まれて間もない赤ちゃんに多く見られる有名なしぐさです。私たちは、赤ちゃんが口元を緩《ゆる》めるだけで幸せな気持ちになります。しかし、これも親の解釈とはズレがあります。赤ちゃんは胎児のときからこのような表情をしますが、それは嬉しいわけでも幸せなわけでもないのです。たんに微笑んでいるように見えるだけなのです。

同じように、「泣く」というしぐさにも、特に意味のないときがあります。

授乳を例に挙げてみましょう。小児科では、一般的に一ヶ月健診を行っています。これは、赤ちゃんが子宮の外の生活に慣れたかどうか、親が順調に育児をしているかどうかを知る大切な機会です。

この一ヶ月健診で、最近よく太った赤ちゃんを見かけます。以前私のところに、生後一ヶ月で体重が四・七キロもある子どもがやってきたことがありました。そのことを指摘すると、母親は、「太りすぎですか？」とあまり気にしていないようです。「一日に五〇グラム以上も増えているから、少し多いと思いますよ。お乳はどんなときにあげているの？」と聞くと、赤ちゃんが「泣くたび」にお乳をあげると言います。また、多くの母親と同じように、「与えると必ず吸うから、お腹がすいていると思っていた」と言うのです。

かつてアメリカでは、授乳時間と量を徹底して守ることが流行していました。日本でも、昔は授乳量や回数を細かく定めたりしていました。しかしその後、揺り戻しがみられ、飲みたいときに飲みたいだけ飲ませるやり方が多くなり、赤ちゃんが泣くたびに与えてしまう親が増えてきました。その結果、赤ちゃんの体重が増加しすぎるという現象が起きてきたのです。

実は生まれて一ヶ月くらいの赤ちゃんの哺乳は、ほとんど「反射的」です。お腹がすいていなくても、口に物を入れられると勝手に吸ってしまいます。

多くの親が「お腹がすいて泣く」と思っていますが、生後一ヶ月ほどの「泣き」には、空腹でも排泄でもなく、ただ単に泣いている場合があります。理由もなく「泣いて」、本人も与えられると「反射的」に飲んでしまうので、母親はついお乳をあげてしまうことになるのです。

生まれてすぐの赤ちゃんが理由もなく「微笑む」のと同じように、「泣く」ことも胎児期から備わっている能力なのです。私の観察では、胎児も自発的に泣いていることがわかっています。

ではなぜ新生児微笑をするのかといえば、ちょっと笑うことで簡単に親の愛情を獲得することができるからです。親の意識を自分のほうに向け、親に養育してもらうためです。

このように赤ちゃんは、指しゃぶりや模倣、新生児微笑、泣きなどを使って、一生懸命に親とのコミュニケーションをはかろうとしています。それによって親は勘違いする、というより、赤ちゃんの都合のいいように動かされているのです。

赤ちゃんは思いどおりにならない

子育て経験のある方なら、「赤ちゃんにも〝言葉〟があれば、もっとスムーズにコミュニケーションができるのに」と思ったことがあるのではないでしょうか。特によく泣く子どもの場合、言葉による意思伝達ができれば、母親のストレスは格段に減るはずです。毎日泣き通しだと、何がしてほしいのか、何が気に入らないのかがわからず、イライラします。

もし、冒頭で紹介した頭をゴンゴンと打ちつける赤ちゃんが、「最近やたらと頭の後ろのほうが気になってさ」とでもしゃべってくれていれば、母親は、自分のストレスが子どもの異常行動を引き出しているのではないか、と気を揉まずにすんだことでしょう。

ところがこのごろ、「自分の子どものことがわからない。母親として失格だ」と自己嫌悪に陥る母親が増えているように感じます。また、思いどおりにならないと、必要以上に落ち込んだり苛立ちを感じる親も少なくありません。

しかし赤ちゃんのいろいろなしぐさを観察していると、「育児というのは、そもそも親の勘違いから始まるのではないか」と思わずにいられないことがたくさん見つかってきました。

「だから、赤ちゃんの気持ちを親が理解できないと悩むのも、育児のための重要なステップなのだ」と思うようになったのです。

こんにちは赤ちゃん

一九六三（昭和三八）年にヒットした曲に、『こんにちは赤ちゃん』（作詞 永六輔、作曲・編曲 中村八大）があります。この曲の「初めて出会ってこれから親子になるのですよ」という内容の歌詞には、日本人が忘れかけている大切な意味があると私は考えています。

最近では、医学の進歩によって、出産までに何度でも胎児を超音波診断できるようになりました。そのため、生まれてきた子どもに対する、「はじめまして、こんにちは」という気持ちは薄らいでいるのかもしれません。

しかし、「はじめまして」や「こんにちは」という挨拶が、本来どのような場面で交わされるのかを考えてみると、どちらも、別々の場所にいた人と人がある共通の空間で出会ったときに生まれる言葉であり、感情だということに気づきます。

そしてあの歌のように、赤ちゃんは、出産を経て初めていろいろな人と出会います。赤ちゃんと私たちとの出会いが「はじめまして」で始まるなら、その後接していくうちに誤解や勘違いが生じたとしても何ら不思議ではないのです。

こんなふうには考えられないでしょうか。
――たとえ母親のお腹の中にいた存在でも、子どもと親は、結局は別々の人間だ。そして赤ちゃんは、「母親は自分とは別の存在で、母親の愛情をつなぎとめることはとても大切だ」ということを知っている。だから、微笑や泣きという親の愛情を引き出すための能力をもって生まれ、けなげに笑ってみせるのかもしれない。あるいは「こうでもしないと母親はこっちを振り向いてくれない」と思って泣いているのかもしれない――

赤ちゃんのしぐさにはまぎらわしいものがたくさんあります。ですから、親が一方的に「赤ちゃんのことは何でもわかる」と思い込んだり、逆に「何もわからない」と投げ出すのは困りもので、本当は、誤解や勘違いを埋めながら、親子の絆を作り上げていく作業が子育てなのです。

育児における親の思い込みや思い違いは許容範囲内のことです。うまくいかないからといって悩むのは、悪いことではなく「普通」のことなのです。また、子育てに関して「こうでなければならない」ということはそれほどないのです。

もし、赤ちゃんや子どもの行動がわからないときは、まず日常の生活の中でいろいろなしぐさを観察してみてください。根気よく続ければ、親を困らせている行動だけではなく、普段、子どもがどのような行動をとり、しぐさをしているのかもわかります。そして、日常的な行動との比較によって、これまで理解できなかったことがしだいにわかるようになるのです。「なぜそのような態度をとるのだろう」と考えれば、案外納得のいく理由がみえてくるはずです。

たとえば、言葉が出る前の子どもは、よく親を叩いたり噛んだりします。それは言葉を口に出したくても出せないもどかしさゆえのことです。それがわかれば、「そんなにしてまで伝えたかったのか」という気持ちになれるのではないでしょうか。

私の赤ちゃん学の出発点

些細なことでも親のせいや心の問題に置き換えてしまうこの時代にあって、これまでの話は少々楽観的すぎると受け取られるかもしれません。でも、私がこのように考えるようになったのは、ある人物との出会いがあったからです。

私が師事したのは、当時オランダのフローニング大学で教えていた発達神経学の研究者、H・プレヒテル教授です。教授は、ノーベル医学・生理学賞を受賞した有名な動物学者、K・ローレンツ（一九〇三―八九）の弟子でした。プレヒテル教授との出会いが、私の新たな赤ちゃん学への出発点となりました。

教授は、赤ちゃんの研究を専門とする学者が、「赤ちゃんが幸せそう」と印象だけで決めつけたりすることを、非常に困惑した表情で聞いていました。れっきとした科学者が、子どもの行動に勝手な解釈をすれば、親を惑わせる新たな弊害を生み出しかねないと考えたからです。

プレヒテル教授から教えられる赤ちゃんの研究は、それまで教わった発達神経学を根底からくつがえすようなものでした。

従来の発達神経学とは、子どもに何らかの刺激を与え、それに対して反射的にあらわれる行動を神経学的に重要な所見として考える、いわゆる反射学です。外部の人間や環境からの働きかけがあるからこそ、子どもは神経システム全体を使って反応し動くという考え方です。今でも多くの科学者の考えはそうでしょうし、当時の私もそう思って研究を続けていました。

しかしプレヒテルは、「本来赤ちゃんの行動は自発的なものである」という考え方をしていました。そのため、仮説を立てて検証することよりも、実際に赤ちゃんを観察することのほうを重視したのです。私は、プレヒテルの指導を受けながら、ビデオに映し出された赤ちゃんを延々と見ているうちに、彼の考えどおり、赤ちゃんが自分から勝手に動いていることを確信していきました。

「赤ちゃんは勝手に動いている。そしてそれを〝見る〟ことが理解につながる」

これは恩師であるプレヒテルが、繰り返し私に言っていた言葉です。私は、子どもを「そのままの姿で見ることの大切さ」に気づいてから、研究や育児外来で子どもと接することが本当に楽しくなりました。このプレヒテルの研究については、後の文章でも順次紹介しています。

このように、これまで科学では常識といわれていたことの中に、大きな見落としがあることもわかってきました。これからそれについても述べていくわけですが、その原因は、プレヒテルが恐れていたように、大人の思い込みや勝手な解釈が育児の実際を無視した形で先行してしまったことにあるのではないでしょうか。

追いつめられる親と普通の子育て

たとえば、日本の小児科の先生に、「内科など他の科と比べたとき、小児科の特徴は何か」と訊《たず》ねると、一応多くの先生が「子どもの成長、発達を見ることだ」と答えると思います。

しかし現実に、子どもの成長発達を「見ている」医者はそれほど多くなく、「発達については学問的にはほぼ解決ずみで、それよりも精神医学的な意味での〝心の問題〟が重要だ」と考えている医者のほうが、実は多いのです。虐待、キレる子ども、非行などの増加が社会的関心事となり、子どもの「心の問題」が重要だといわれるようになってきたからです。

医者だけでなく、日々私たちに情報を提供してくれるメディアの報道を思い浮かべても、いかに大きく「心の問題」がクローズアップされているかがわかります。

たとえば今日の発達観には、いつも「母親」がセットになっています。「三歳までは母親の手で育てなければならない」と考える三歳児神話の浸透からもわかるように、育児では、親子関係や親がどう思うかといった心理的な問題が中心になっています。だから「母親のあり方」、率直にいえば「母親の責任」が必要以上に注目されてきたのではないでしょうか。

私の育児勉強会に参加したある母親は、次のようなことを言っています。

（今の母親は）「いい育児しよう」症候群……なのかも。昔は家事をこなして主婦は一人前。家事全般を切り盛りする、それが主婦のステータスだった。

今はただ家にいるだけの人で、半人前で、何もできない人という評価になっていると思う。それで子どもに気持ちが向いてしまうのかも。

たしかに昔に比べて家事が楽にできるようになり、専業主婦だけでは物足りないと思っている女性も多いと思います。そして、そんな思いから早期教育に走り、子どもの成長の状態もよく見ずに、ともかく良いといわれていることを取り入れ、我が子が反応をすれば喜び、反応がなければ不安になるわけです。育児書や他人の話をすべてと思い込む親もいます。

親の自信喪失が子どもへの過度な期待や不安となってあらわれているのも、今日の育児の現状であるといえるでしょう。

しかし一方で、私たち専門家が、科学的根拠と呼ばれるものを整理し、「子育てに必要な情報」としてきちんと公表してきたか、という問題もあります。特に、発見されたことだけでなく、「科学的にわかっていないこと」をきちんと伝えてきたかという疑問があります。

たとえば、「新生児にも音を聞きわける能力が備わっている」という発見があると、それをすぐに応用した早期教育へと走ったり、育児論争が起きたりします。しかし情報の多くは、そのときの子育ての現状を把握し、考慮して提供されているわけではありません。

いくら母親が子どもの幸せを願って育児をしようとも、彼女たちの努力だけでは限界があります。むしろ、研究者やマスコミが情報の氾濫をどう抑え、どうしたら確実な情報だけを提供できるのか、を考えることが重要なのです。このような「科学的」情報に惑わされて育児をすることは、放任にせよ過保護にせよ、目の前にいる赤ちゃんからのサインを無視していることに変わりないからです。脳や手足など部分部分だけを見て議論をするのではなく、赤ちゃんや子どもの行動をそのままの状態で観察し、それをトータルに見る視点が今後は必要なのです。

今、私は育児を取り巻く混乱を、少しでも取り除きたいと思っています。そして、もっと赤ちゃんを見たい、発達のベビーサインを感じたいのです。

私の考えている子育てとは、特別な英才教育や早期教育をすることではありません。「問題行動」といわれるものに悩みながらも、子どもの発達を楽しみ、育児を通じて親子が理解し合うだけでなく、夫婦がお互いを認め合うことです。その意味では、特別な子育てなどない、ということです。

　ですから本書では、脳科学や発達行動学を中心に、科学的な立場から子育てを検証し直し、母親を「愛情」という呪縛から解放するような「普通の」子育てについて語っていきます。

第1章　誤解を生んだ「科学的根拠」

二〇世紀後半に進歩を遂げた脳科学は、私たちの脳に取り込まれた情報がどのようにして処理されるかを解明しつつあります。そして今や、宗教や哲学の領域にまで脳科学は足を踏み入れようとしています。

脳内開発、脳活性法、脳を育てる、脳を変える、脳から治す、賢い脳、脳を鍛える、全脳教育、勉強脳、大脳全開勉強法——。

「脳」をキーワードに子どもの能力開発を勧める書籍が世に溢れ、人間の学習能力についての重要な発見が一般の人にも伝えられるようになりました。そのため、専門的な知識のない普通の親の間でも、「脳を語らなきゃ子育てができない」というような風潮まで生まれてきています。

そこでこの章では、まず、赤ちゃんの脳の発達について取り上げます。

脳の重さと知能の高さは関係があるか

人間の脳はおよそ一三〇〇～一四〇〇グラムだといわれています。一方、生まれたての赤ちゃんの脳は、わずか四〇〇グラム前後です。それが生後六ヶ月になると二倍、三歳で三倍、五

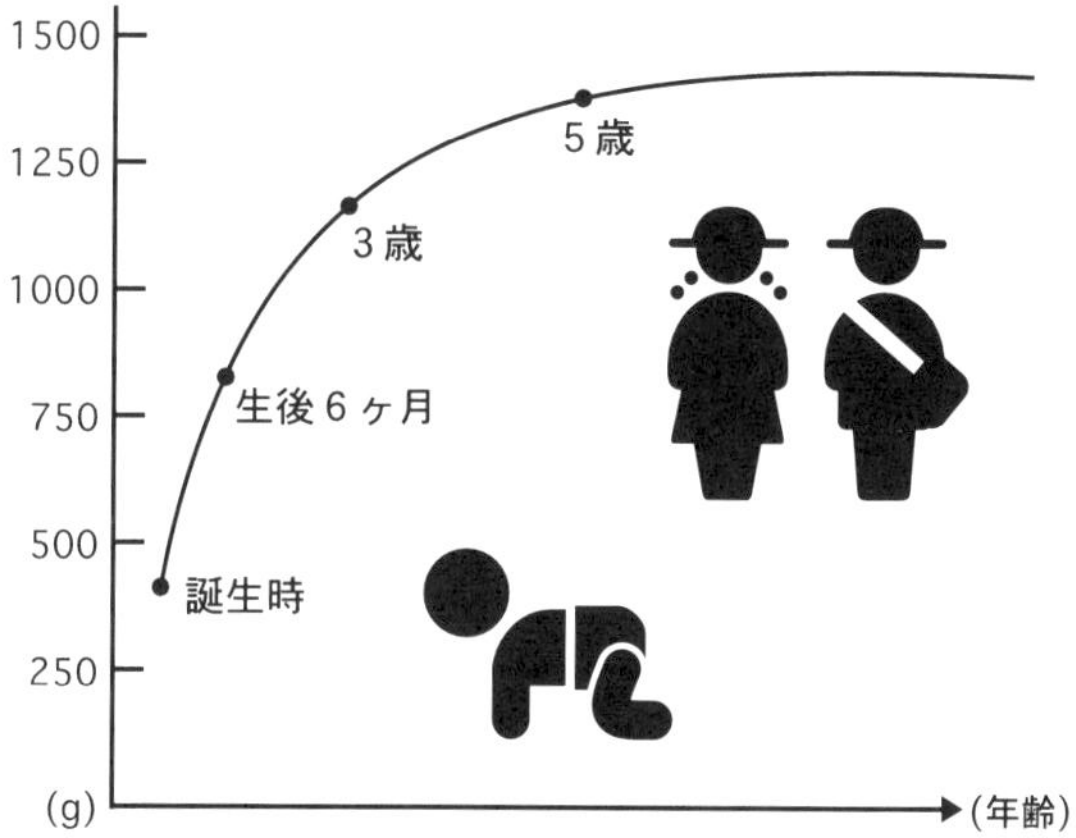

■脳の重量の発達
(『これで安心　0歳からの育児』小西行郎著　法研より改変)

歳になると成人とほぼ同じ重さに増えていきます。

生まれて間もない赤ちゃんを抱いたことのある人は、「なんて小さくて軽いのだろう」と感じると思います。生きていくために必要な臓器がそろい、人間の形はしているものの、まだ小さな手足には深いシワが刻まれていて、触ると不思議な感触があります。しかし、授乳とおむつ換えを繰り返すうちに、しだいに頭やおしりにずしりとした重さを感じるようになります。

そして微笑んだり、親の顔を見たり、首がすわったり、寝返りをうったりと、運動が複雑になっていき、赤ちゃんの脳が成長していることを実感させてくれます。すくすく育つ小さな我が子を見て、「天才だ」

とまでは思わなくても、日々めまぐるしく変化するその姿に、喜びを感じる人も多いのではないでしょうか。

さて人間の脳は、母親のお腹の中にいるときにでき始めています。まず妊娠二—三週ごろに「神経板《しんけいばん》」ができ、四—五週くらいまでに、それが後に脳や脊髄になる「神経管《しんけいかん》」へと発達します。やがてその一部が膨らんでくびれができ始め、神経管の内側の壁にある「神経上皮細《じょうひさい》胞《ぼう》」が分裂して、神経細胞の基となる「神経芽細胞《がさいぼう》」を作り出します。さらに一一週ごろになると、神経管のくびれはそれぞれ大脳、小脳、延髄などにわかれていくのです。

このようにして胎児の脳は大きくなっていくわけですが、以前は、脳の発達は脳の重量が増えることと深く関係しているといわれていました。

しかし現在では、必ずしも脳の重量と知能の高さは直接的に関係していないのではないか、と考えられています。脳科学で「脳が発達する」という場合、次節に述べるように、神経細胞（ニューロン）が発生して数が増え、他の神経細胞と結びつくことを指しています。つまり、単に量的な増加を問題にしているのではなく、脳が大きくなる際、神経細胞同士がいかにネットワークを形成するかが大事なポイントとなるのです。

ではそのネットワークは、どのようにしてできるのでしょうか。

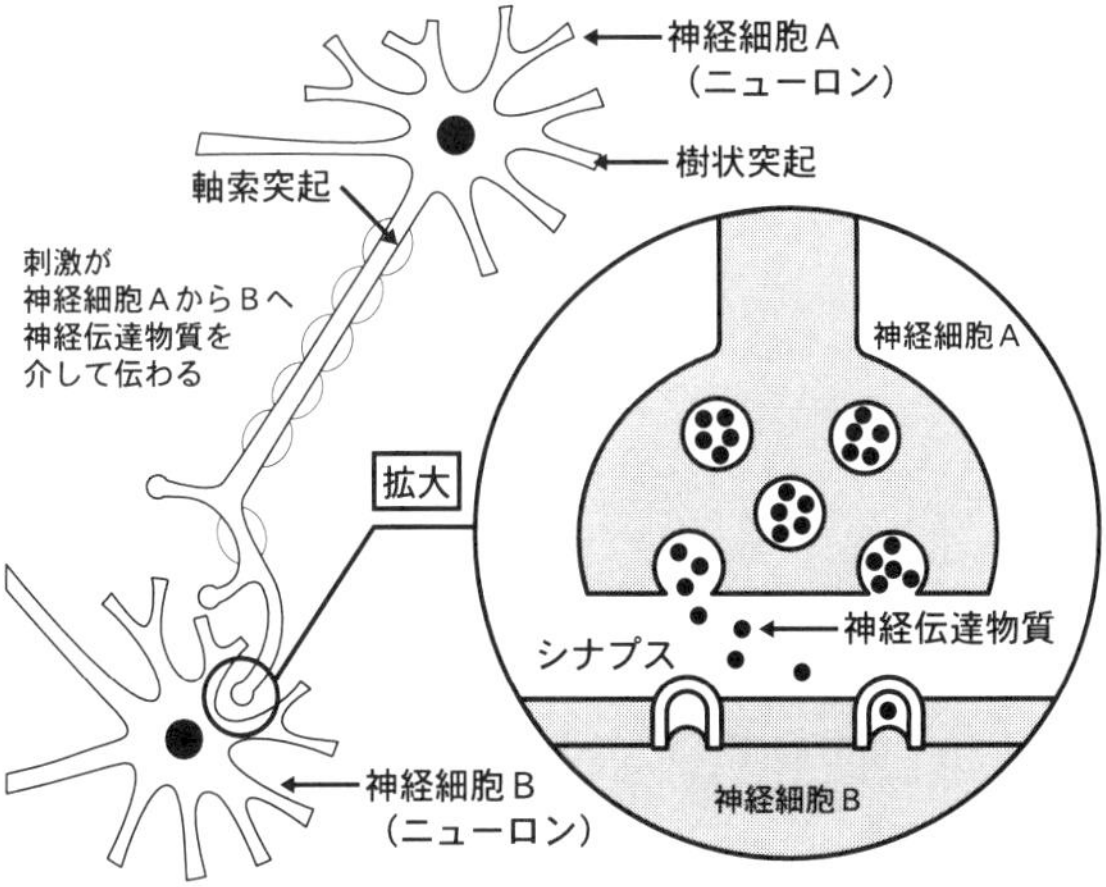

■神経細胞間の刺激の伝達
（『これで安心　0歳からの育児』小西行郎著　法研より改変）

広がる脳のネットワーク

神経細胞はニューロンとも呼ばれ、ヒトデのような形の「樹状突起《じゅじょうとっき》」に、長い「軸《じく》索突起《さくとっき》」がついています。これで一つのユニット（単位）を作っています。

神経細胞は、シナプス（神経結合部）を介して、別の神経細胞といろいろな刺激を伝達し合っています。「刺激」は神経細胞内を電気信号で伝わりますが、シナプスの部分には「隙間」が空いているので、電気信号のかわりに、「神経伝達物質」という化学物質が情報を運ぶ役割を果たしています。

人間のさまざまな活動に必要な大量の情報がスムーズに運ばれるためには、多くの神経細胞同士がこのように連携していなければなりません。そうした脳のネットワーク作りは胎児のころから始まっていて、ネットワークが増えるにしたがって脳の重さも増えていきます。

脳の神経細胞の数は、胎児期に増えた後に減り始め、以後は増えないと考えられてきました。しかし今では、死んでいく神経細胞もあるので、総数としては増えないように見えながら、老人になっても新しい神経細胞が作られていることがわかっています。

そして、生まれてからの赤ちゃんの脳は、だいたい数の定まった神経細胞を効率的に働かせるための神経回路作りを活発に行います。だからこそ、赤ちゃんは毎日違うことに興味をもち、目まぐるしく発達することができるのです。

脳の重さを増やす髄鞘化

もう一つ、脳の重量が増える理由に、「髄鞘化《ずいしょうか》」というものがあります。

脳の中で情報のネットワーク化が進むとき、ある神経細胞の軸索突起の周りに「髄鞘」という丸い鞘《さや》ができます。この現象を「髄鞘化」といいます。それにより、神経細胞内を刺激が伝わる際、刺激の伝達速度が高速化されるのです。

こどもの城・小児保健クリニック院長の巷野悟郎氏は、生まれたばかりの赤ちゃんの神経回路は、電線にたとえるならむき出しの裸線でまだ配線が完了していない状態であり、三歳ごろになってようやく八割方が完成されると説明しています。[1] そしてこれは、ちょうど脳の重量が急速に増えている時期と一致しています。

さて、従来の科学では、「中枢神経の発達は神経細胞の発生に始まり、神経細胞の増殖、移動、集合、分化と神経回路網の形成そして、髄鞘化までの過程が重要だ」というのが定説でした。[2] 特にこの中では、「髄鞘化」が子どもの新しい能力の獲得に大きな影響を与える、と考えられています。

ただ私は、髄鞘化だけが発達に重要なシステムというわけではない、と思っています。髄鞘化は、胎児のときは延髄や小脳、大脳の一部で起きています。そして生後も、初めは大脳新皮質にある運動野で進行していき、しだいに、よ

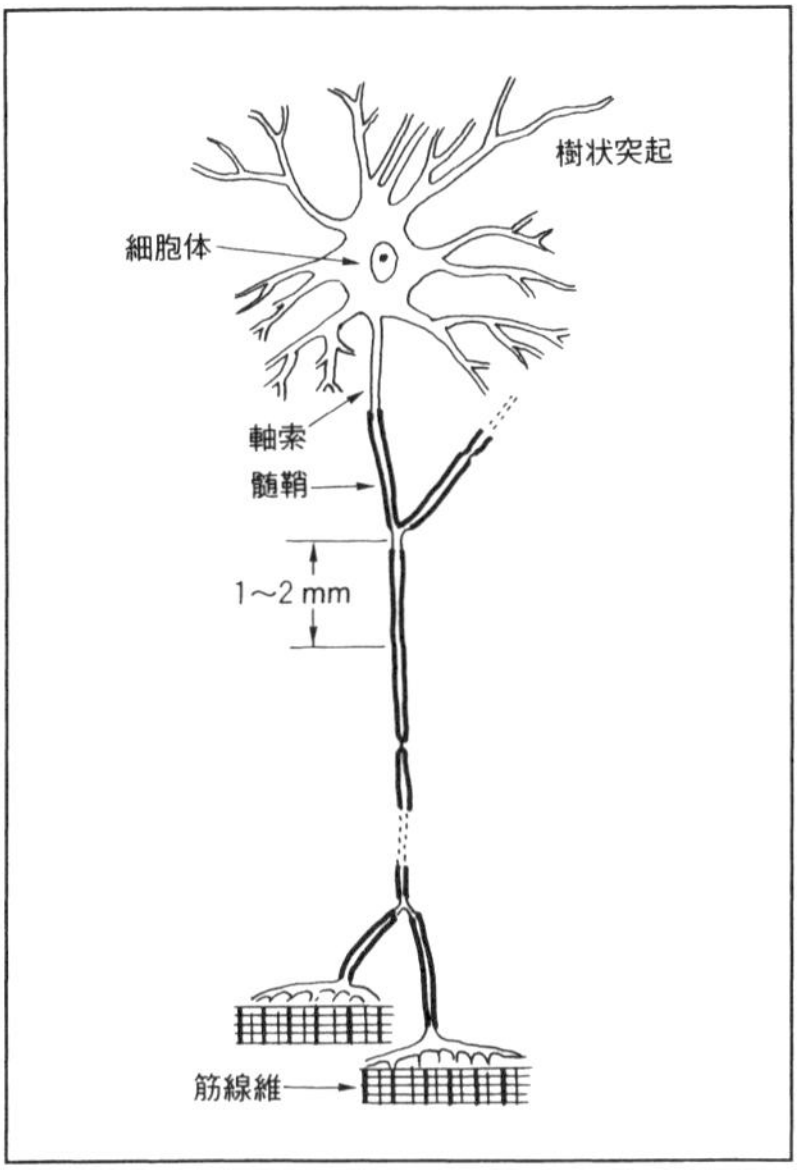

■刺激の伝達を高速化させる髄鞘化（『成育小児科学』前川喜平著　診断と治療社より改変）

り高次な機能と関係している大脳新皮質の他の部位へと移ります。より高次な機能とは、たとえば精神活動に関係するものなどです。

ただ、このような髄鞘化は、胎児期から二〇歳くらいまでゆっくり続きます。また、神経細胞によっては髄鞘をもたないものもたくさんあります。つまり、髄鞘化された神経細胞によって高速処理されなければならない情報もあれば、髄鞘化されずにゆっくり伝達されるべき情報もあるということなのです。

たんに重量が増加したり、情報が高速処理されることだけが脳の発達ではないのです。

赤ちゃんのすぐれた認知能力

さて次に、このような脳をもって生まれてきた赤ちゃんが外からの刺激を感じ、理解し、判別する力、「認知能力」についてみてみましょう。

人と話をしていて、その人を見ながら言葉を理解し、その内容について考え、自分の言葉を返すといった過程は、私たちの脳がスムーズに機能して初めてできることです。これが認知能力です。

「言葉」という刺激を、耳や目という器官が受け取ることができても、刺激を伝達する神経や、意味のある情報として処理する脳に何らかの障害があれば、「聞く」「話す」といった行為は成立しません。もちろん私たちは、その一つひとつのプロセスを意識的に行っているわけではなく、意識する必要がないほど、自然に高速処理しているのです。

赤ちゃんに関する研究がそれほど盛んでなかったころ、赤ちゃんにはたいした能力がないと思われていました。ところが近年、胎児や新生児といえども、感覚能力を超える、より高次な機能——外からの刺激をとらえて判別する「認知」などいくつかの能力——をすでに獲得していることが証明されるようになりました。これは、発達心理学者のJ・ピアジェ（一八九六—一九八〇）が、「赤ちゃんは無力である」と唱えたことをくつがえすほどの大発見となりました。

たとえば、生後間もない赤ちゃんに、モニター上に映った円を見せると、赤ちゃんはしばらく円を見ていますが、そのうちだんだん慣れてきて、見なくなります。モニターの円を動かすとまた円を見ますが、動きを止めるとすぐに見るのをやめてしまいます。これを「馴化《じゅんか》」といいます。

次に円を三角に替えると、赤ちゃんはまた長く見るようになります。これを「脱馴化」と言います。脱馴化が起これば、円と三角を区別したことになります。

この方法は、赤ちゃんの認知能力を知る方法としてよく使われています[3]。右の実験は、新生児でも視覚が発達し、円と三角の形の違いを判別する能力がすでに備わっていることを示しているのです。

「刷り込み」と赤ちゃん

もう一つ、有名な赤ちゃんの認知機能を紹介しましょう。

長年、私は小児科医として育児外来を受け持ってきましたが、新生児集中治療室（NICU）でケアを必要とする未熟児や超未熟児の治療中に、こんな出来事がありました。

いつも看護師と一緒にいる未熟児が、面会に来た母親を見たとたん、泣き出してしまったのです。赤ちゃんに会うことを心から楽しみにしていた母親はショックを受けました。そこで私は、看護師と同じように、母親にもマスクをつけてもらうことにしました。すると赤ちゃんはピタリと泣きやみました。

ずっと見てきた看護師や医者がマスクをしていたことから、赤ちゃんはそうでない親を「いつもと違う人」と感じてしまったのでしょう。未熟児でもそのような区別ができるのは本当に驚きです。

これは動物学者ローレンツの実験によって有名になった「刷り込み（インプリンティング）」という現象です。ローレンツは、ガンやカモなどのひな鳥が、孵化直後に出会った対象を親と認識することを実験で証明しました。ひな鳥が生まれて初めて見た相手が人間だった場合、この刷り込みによって人間を親だと思い込んでしまうのです。親から庇護を受けなければ命を落としかねない動物の赤ちゃんにとって、刷り込みは必要不可欠な能力です。

こうしたことから、人間でも「乳幼児期にいったん誤った情報を与えてしまうと、それを引きずったまま成長してしまう」と深刻に考える人がいて、出産直後は母親が赤ちゃんに声をかけるべきだとか、出産後少なくとも三日間は母子同室にしたほうが子どもの将来にいい影響を与える、という議論が起こりました。

しかし、それは飛躍のしすぎです。たとえば未熟児は、生まれてすぐに集中治療室に入るので、親と一緒に過ごすことができませんし、満期出産児でも父親とはしばらく別々に過ごします。それでも、その後の生活の中で赤ちゃんは父親や母親を認知していきます。人間にとっての刷り込みは、その後の生活に影響を与えたり、将来を左右したりするものではありません。

一つの刺激を二つ以上の脳の部位で受け取る「共感覚」

赤ちゃんは、私たち大人と違った情報処理の仕方をする場合もあります。「共感覚」と呼ばれるものです。これは、一つの刺激に対して二つ以上の感覚野が情報を受け取ることをいいます。

たとえば目隠しをした新生児に人工乳首《じんこうにゅうしゅ》をしゃぶらせ、目隠しを外した後に、形の違ういくつかの人工乳首を目の前に並べると、その新生児は自分がしゃぶったものを選んで見ることができます。本来、舌で知覚したものは脳の中の「体性感覚野」に伝わりますが、赤ちゃんは同時に「視覚野」でも受け取っているのです。

一つの刺激がいくつかの神経回路を通過して、脳の二つ以上の部位とつながります。そのため、複数の認知能力（この例の場合は視覚と触覚）が働くことがあるのです。

実際に、生後一ヶ月の赤ちゃんが母親のお乳を吸っているとき、大脳のどこが活性化しているかを測定した実験では、目をつぶってお乳を飲んでいても、視覚野、前頭葉、体性感覚野、運動野など大脳の多くの部位が活性化していることがわかりました。

なお、大人では体性感覚野と運動野だけが反応します。赤ちゃんのときには連携して働いていた機能単位（モジュール）が、成長とともに分離、独立していくことから、共感覚はしだいに薄れていくのです。たとえば目は視覚野、耳は聴覚野といったように、ある情報に対して個別の機能が働くようになるのです。ただし、大人でも少しこの共感覚が残っていて、赤色を見ると暖かく感じるというように、視覚野と体性感覚野が同時に働くこともあります。

急増する育児グッズと親の不安

赤ちゃんの脳が急速に発達していることと、認知能力が高いことが発見されると、科学者や医者だけではなく、教育関係者も関心を寄せ始めました。そしてその赤ちゃんの能力をできるだけ早くたくさん開発しようという、さまざまな試みがなされるようになったのです。

親の集まりに顔を出すと、「『手遅れにならないうちに』といって、高価な教材のダイレクトメールが届く」「0歳児用のビデオやCDが販売されている」「英語学習の案内が来た」という話をよく聞くようになりました。感想を聞くと、「そんなに早くから学習漬けにしなくても」と言いつつ、内心不安に思っているようです。

たとえば「一歳でひらがなを習得し」「二歳で英会話ができ」「三歳で新聞を読む」といった驚異的な子どもたちが書籍で紹介されたり、「楽しんでやっている」「次々と言葉を話し始めたときの笑顔が忘れられない」という噂話を聞くと、「うちの子も早く始めたほうがいいのかしら」と心配になるのでしょう。不況になると、子どもの将来を案じた親たちに育児グッズが売れるのも、わかる気がします。

幼児教室においては、「フラッシュカード」という教材を用いた学習が行われることがあります。ものすごいスピードと量で、いろいろな形や写真、絵、色のカードを指導者が次々と見せ、それに対して子どもたちが瞬時に解答するというものです。私たち大人が真剣に挑戦しても真似できないほどの速さで、子どもたちは次々と問題をクリアしていきます。他にもドリルや漢字カードなどを使った教育も行われています。

ではどうして、就学前の発達の初期に、このような学習をさせることが望ましいといわれるようになったのでしょうか。

それは、脳科学や認知科学の発見に併せて、賢い脳を育てるための時期を限定する考え方が強まってきたからだと思います。いわゆる「臨界期」です。

才能を決める「臨界期」？

「臨界期」という言葉は、D・H・ヒューベルとT・N・ヴィーゼル（ともにノーベル医学・生理学賞受賞）が行った仔ネコの実験などにより、注目されるようになりました。

あるとき二人は、生まれたばかりの仔ネコのまぶたを縫合し、数ヶ月間そのままにしておくと、ネコの目はどうなるかという有名な実験をしました。その結果、数ヶ月後に抜糸されてやっと目を開けることができた仔ネコは、目に映ったものが何であるかを認識する機能を失っていました。実験期間中に視覚刺激をまったく与えられなかったため、脳の視覚野は発達できなかったのです。その後、この認知機能は二度と回復することはありませんでした。

このことから、機能を獲得するにはそのための適切な期間があると考えられ、それを「臨界期」と呼ぶようになりました。そして、人間の幼少期においても、発達を促進させる外的な刺激を与えることが欠かせないと結論づけられました。しかも「臨界」という文字が、「この時期を逃すと手遅れ」「この時期までが勝負」といった、せっぱ詰まったニュアンスを含んでいます。

たとえば外国語の習得の場合、一般論ですが、だいたい一〇歳くらいまでが臨界期だとされていて、その時期を過ぎてから外国語を学んでも、母国語を使いこなすレベルに到達することは困難であるといわれています。ですから、この期間に適切な教育環境がないと「取り返しのつかないことになりかねない」と結論づける人もいます。

実際、早期教育を勧めるダイレクトメールや書籍では、「何歳まで」という言葉がよく目につきます。親によっては、小さいころに英才教育をし、豊かな「環境」で育てておけば、子どもの将来の幸福につながると思っている人も多いようです。

このような過熱状態を危ぶんでか、近年になって子どもの能力がかなり早い時期に確定されてしまうような印象を受ける「臨界期」から、「感受性期」に呼び名が改められるようになりました。感受性期ならば、臨界期よりも適応期間をより広くとらえた解釈になるからです。

予想外の発達を示す人間の脳

ヒューベルたちの実験の中で目をふさがれたネコは、見たものを認識する機能を完全に失ってしまいました。しかし人間の場合、脳の一部に障害を受けても、別の部分が働くなどして回復する場合のあることが最近の脳研究で明らかになっています。

日立製作所・基礎研究所の小泉英明氏は、神経内科医の小暮久也氏と共同で、光トポグラフィーやｆＭＲＩ（機能的核磁気共鳴法）を使って、脳の変化を調べています。光トポグラフィーは、世界で初めて日立が開発に成功した精密機械で、近赤外線を頭に照射し、脳の中から反射してくる光の強度を調べ、酸化型、還元型という二つのヘモグロビンの量の変化を読み取ることで血流量の変化を測定し、大脳新皮質の活動状態を画像化する装置です。一方、ｆＭＲＩは同様にヘモグロビンの変化を磁気を利用して調べる機械です。

以下、小泉氏と小暮氏の研究成果を紹介します[4]。

ここに、脳梗塞によって左半球の言語野が大きなダメージを受けた成人の患者がいます。発病当初、この患者は完全に言葉が出なくなりましたが、二ヶ月ほどたつと日常で使われる言葉が回復してきました。

患者の脳を光トポグラフィーで計測してみると、ダメージを受けたほうとは反対の右側が、働き出しています。そしてそのままかと思うと、今度はまた左側に反応が戻ってきて、壊れたはずの言語野周辺が働くようになるという現象が起こったのです。

このことから、もともと言語野は脳の右と左の両方にあるのであって、普段は左側が強く、右側は抑えられていると考えられます。

一般的には、右脳と左脳の機能は完全に別のものと考えられていて、それぞれの特色が強調されています。右脳は直感的な思考を得意とするもの、左脳は論理的な解釈を司るものといわれています。しかし人間の脳は、それほど単純なものではありません。仮に「右脳を育てる」といっても、右脳の役割についてもまだはっきりわかっておらず、まして、どのようにしたら右脳が発達するのかなどについては、ほとんど判明していないのが現状なのです。

さて、多くの被験者の言語野を測定した結果を見ると、左側の脳だけでなく、右側の脳もある程度活動しているケースが多く、実際には左と右の両方が同程度活動しているケースもみられます。光トポグラフィーを使って〇・一秒ごとの動画像を映し出すと、同時に多くの領域が連関してダイナミックに変化している様子がわかってきました。

たとえば、生まれつき目の見えない人が指で点字を読むとき、失われたはずの視覚野が点字を判別しようと働くことがわかっています。物に触るだけでは視覚野は働きません。しかし、集中して点字を読むとき、あたかも目で見ているように脳の視覚野が働いているのです。

つまり人間の脳は、完成された大人のものであっても、予想外の回復を示すことが少なくないということなのです。

このことからも、臨界期という考えの性急さが理解できるでしょう。

さて、二〇〇二年三月から「脳科学と教育」という文部科学省のプロジェクトの準備が始まり、私もそれに参加しています。このプロジェクトでは、学習をはじめとする外的刺激が有効に作用する段階、これを本来「感受性期」というべきではないかと考えています。ですから、「どのような刺激が好ましいのか」を含めて、「人間の個々の感受性期をどのように見つけるか」が大きな課題となっています。

さらに私は、第一に安定した人間環境（親子、友人、先生、地域社会）があること、第二に学習の過程が正しく評価されるシステムが整っていることが重要であると考えています。つまり、周囲の人々とともに何をしたいかを考え、学習の成果だけではなく、その過程における努力や工夫も正当に評価することが望ましいのではないでしょうか。

言葉の教育はどう行えばよいのか

早期教育の一環として、どうしても「言語教育」にこだわる親や教育者をよく見かけます。しかし、早期教育推進のさきがけといわれるソニーの創設者井深大氏は、「子どもの教育には臨界期がある」としつつも、次のように述べています。[6]

「子どもの才能を伸ばすためには、まず言葉を理解させ、言葉で説明して教えなければならない。幼児期の能力の逓減しないうちに言葉を使いこなせるようになれば、教えたことは驚くべき吸収力で学習していくことができる。だから、言葉を教えることがまず必要である」——というのが、共通した考え方でした。

事実、どの天才児も、たとえ十歳以下であっても何カ国語も自在に読み書きができ、むずかしい書物をどんどん読みこなしていきました。そうしてますます知力を高めることができたわけです。（中略）

ですから、上手に与えれば、子どもは苦労なしに言葉でもなんでもどんどん覚えていきますし、それがひじょうに効率的であることはたしかなのですが、私たちがこれから考えなければならないのは、言葉だけで子どもが育っているのではないということです。（傍点筆者）

この後、井深氏は、言葉を獲得する以前の赤ちゃんと母親の絆の重要性を「言葉による教育以上のもの」として結論づけているのですが、右の文章で興味深いのは、最後の「言葉だけで子どもが育っているのではない」というくだりです。

育児外来にやってくる親の相談に、「子どもの言葉が遅い」というものがあります。親は発達遅滞児ではないかと心配してやってくるのですが、その子の言葉をよく聞くと、「イヤ」とか「ダメ」「イタイ」といった否定を意味する言葉が多く聞かれます。

子どもというのは正直なもので、親が極端に過保護だったり、無理に言葉を使わせようとすると、それに反発するかのような否定的な言葉を発したり、逆に無口になったりすることがよくあります。一方的な刺激だけでは、子どもの興味を引き出すことはできません。刺激は興味を引き出すためのスイッチのようなものです。

ではどのようにすれば、子どもからの要求を言葉として引き出すことができるのでしょうか。

私はときどき、育児外来で次のような玩具の使い方を親に教えています。九―一〇ヶ月ごろの赤ちゃんに物を見せ、赤ちゃんが取ろうと手を伸ばした瞬間に手のひらの中に握りしめて、玩具を隠してしまうというものです。こうした行動を繰り返すと、赤ちゃんは「変化する状況」に応じた反応を見せるようになります。ここには、いくつかのおもしろい解釈が成り立ちます。

最初に、隠したほうの手に赤ちゃんが手を伸ばすのは、そこに物があったことを覚えているという、いわゆる「短期記憶」ができ始めた証拠です。

また、玩具を隠したとき、不思議そうに私の顔をのぞくのは、「どうぞという感じでさし出しながら、取ろうとすると隠す」という矛盾した行動に戸惑って反応しているからです。

さらに、それを繰り返すうちに手を伸ばさなくなるのは、「手に入れられそうもない」と学習したということになります。

このように、この時期の赤ちゃんには、すでに相手の行動から相手の気持ちを察する能力が備わっているのです。そんな赤ちゃんに、要求もないのに一方的に親が玩具を与え続けていたら、こんなにおもしろいやりとりを観察することができないだけでなく、せっかくの赤ちゃんとのコミュニケーションの機会を失うことにもなりかねません。

このころの赤ちゃんは、つかまり立ち、つたい歩き、独歩ができるようにもなります。活動範囲が飛躍的に広がることで、多くの興味ある物や人と出会いますから、離れたところにいる親たちに自分の意思を伝えたいという思いが自然に芽生えます。それを原動力にして、子どもは一生懸命言葉を話そうとします。

確かに、先回りや強要、言葉の洪水を浴びせることによっても、言葉を覚えさせることはできます。しかし、まずはできるだけ多くの「要求」を子どもから引き出し、その要求をこちらが理解し、叶えてやることが大切です。「あなたが言おうとしていることはよくわかる。だから気楽に話をしなさい」という姿勢でじっと待ち、見守ることが必要なのです。

発達における「言語」とは、赤ちゃんがオギャアと「泣く」ことから始まっています。よく聞いていると、日を追うごとに、赤ちゃんの声の質やトーンも変わってきていませんか？　生後二ヶ月ごろの赤ちゃんが相手を意識して笑うようになるのも、すでに言語としての「笑う」機能を獲得し始めているからです。

ベビーサインを意思伝達の一つとしてとらえるなら、泣き声も笑い声も言語です。「うまく言えたら誉める」「早く言えたら誉める」「たくさん言えたら誉める」のではなく、一つひとつのメッセージを見逃さないように、赤ちゃん本来の行動をしっかりと見ることが肝要です。

そろそろ、臨界期という考え方にとらわれすぎた早期教育を見直す時期にきているのではないでしょうか。

「愛情」という言葉の弊害

さて、臨界期と同じように、育児の現場でよく使われるのが「愛情」という言葉です。たとえば、

「親の愛情は必要ありません。子どもを機械だと思ってできるだけ多くの情報を詰め込みましょう」

とか、

「すべては遺伝子で決まります。何をしようと手遅れです」

と言われたら、私たち親はどう思うでしょうか。反感を覚えるか、ガックリするのではないかと思います。

しかし、測定のできない、また誰もが良いイメージをもっている「愛情」という言葉があれ

ば、子どもの成長を温かく見守りながら、安心して学習やしつけに専念することができます。どの育児書を見ても、「愛情が大事。たっぷりかけてあげて」とか「愛情いっぱいに育った子どもは素直に育ちます」というように、愛情の重要性が書かれています。

しかし愛情という言葉は、非常に便利であると同時に危険でもあります。「愛情があれば何をしてもかまわない」ということになりかねないからです。

では、どうして私たちが「幼い子どもには愛情が重要だ」と強く意識するようになったのでしょうか。

これには「三歳児神話」という、三歳までの子どもには母親の養育が重要である、という有名な考えが影響していると思います。さしずめ「情緒面の臨界期」といったところでしょうか。

一九九二年に行われた、出生動向基本調査（国立社会保障・人口問題研究所）の報告によると、既婚女性の八八・一パーセントが、「少なくとも子どもが小さいうちは、母親は仕事ももたず家にいるのが望ましい」という考えに賛成しています。

しかし、昔は大家族で暮らすのが当たり前で、多くの農村では、育児は仕事の合間になされ、両親をはじめ、親兄弟、近所の人たちも赤ちゃんの世話をしていたのです。

それが多くの男性がサラリーマンとなって都市部に通勤するようになると、必然的に女性が一人で子育てをするようになりました。つまり、母子の密着度が深まったのはそれほど昔のことではないのですが、その流れに拍車をかけたのが、ある人物の行った調査と分析でした。

J・ボウルビィの三歳児神話

一九五〇年、世界保健機関（WHO）から依頼を受けたJ・ボウルビィ（一九〇七―九〇）という医師が、臨時職員としてヨーロッパ諸国やアメリカを調査しています。彼が行った調査は、「子どもの福祉」についてでした。彼はその後、研究の成果をいくつかの本で紹介していますが、その一つに『乳幼児の精神衛生』があります。その中で、児童福祉関係者と面談したり、施設を訪れたりしたときのこと、それ以前に研究された多くの学者たちの見解をまとめています[5]。

この本の最大のテーマは、ボウルビィが精神衛生の根本問題と呼ぶ「母性的養育の喪失」です。彼によれば、母性的養育を喪失した子どもの発達は、

> 例外なく遅滞（身体的、知能的、社会的に）し、肉体的、精神的不健康の徴候を示す。

とされています。

そして、他の学者が行ったさまざまな調査でも、そのことを証明するような結果が出ている

としています。施設に預けられた乳児にあらわれた問題反応の時期、社会的階級差や施設経験の有無が及ぼす生後一年間の乳児の平均発達指数への影響、施設で育つ子どもと家庭で育つ子どもの知能指数の比較、などが取り上げられています。

ボウルビィは、

母親が安心して乳幼児の養育に専心できるのは父親が存在しているからである。(中略)母親と子どもの関係は父親と子どもの関係にくらべて頻繁に強調されるが、母親を経済的に、また情緒的に安定させるのは父親であるから、その意味においても父親の存在価値は軽視されてはならない。

と父親の役割の重要性について触れつつも、

3才以下の幼児や、3才から5才までの大多数の幼児は、(母性的養育の)喪失によって悪影響を受けやすいが、5才から8才の幼児は比較的害を受ける者が少ない。害を受けるものと受けないものとがあるのは一体どういう理由であろうか。低年齢児とは反対に、この年齢層ではそれまで母親と良好な関係を保っていた者ほど、離別の苦悩に耐える力を持っている。母親の愛情によって安定している子どもは、病理的に不安状態におちいらないが、不安定であった子どもは事態を悪く解釈しがちである。(カッコ内筆者)

とし、子どもの養育を母親との関係で説明しています。そして一つの結論として、

これらの資料から判断すると、長期にわたる母性的養育の喪失は子どもの性格に、また子どもの全生涯にいちじるしい影響を与えるものと考えられる。

と結んでいます。

『乳幼時の精神衛生』の中でボウルビィが紹介しているように、彼の調査以前にも、多くの学者たちが子どもの発達について同じような研究を行っています。ですから、これが特に新しい研究発表というわけではありませんでした。また、ボウルビィが行った調査は、多くの国が第二次世界大戦の傷跡を残していた、かなり特殊な状況下の子どもが対象で、そのまま一般化するには疑問も残ります。ただ結果として、WHOから依頼された調査結果をまとめたこの論文は、大きな反響を呼ぶことになりました。

欧米諸国に、母性喪失に対する危機感や、幼い子どもの養育には母親の愛情が大切であると

いう考えが高まっていきました。同様に日本でも、母子密着の重要性が謳われ、三歳児神話は一気に広まったのです。

ただし、ここ一〇年間ほどは、米国や日本で、「母親の就労の有無と、子どもの発達とは無関係」という研究データも相次いで報告されるようになり、研究者たちの間では三歳児神話は影をひそめたように思われていました。

成熟社会を迎えた一九九八年、日本の厚生省（現厚生労働省）によって発表された「平成一〇年版厚生白書」にも、「母親と子どもの過度の密着はむしろ弊害を生んでいる、との指摘も強い」「欧米の研究でも、母子関係のみの強調は見直され、父親やその他の育児者などの役割にも目が向けられている」とあります。

ところが、親の側では子育てに対する不安や幼児虐待、子どもの側ではキレやすく忍耐できない子の増加、家庭内暴力や引きこもりなど、多くの社会問題が増加した近年、母子の愛着関係の障害が関連していると思われる、さまざまな子どもの問題への認識が再び高まってきているようです。

小さい子どもを保育所に預けて仕事に出ようとすると、「小さいときくらい一緒にいても」とか「仕事を優先させて自分勝手」と言われてしまうことがあると、若い母親から聞きます。周囲の人たちが、おむつ換えや抱き方、お風呂の入れ方、離乳食の時期やその内容に事細かく口を出すのも、乳幼児期には親のきめ細やかな養育（愛情）が必要だと考えられているからではないでしょうか。

母親一人が子どもを育てるのではない

しかし三歳児神話について、私は少し否定的な考えをもっています。先日ある母親とこんな話になりました。

保育所に子どもを預けて働きに出る母親を非難する人がいるけど、保育所の先生はよくやってくれますよ。

もちろん、一人の保育士が何人もの子どもを同時に見るのですから、抜けていることもあると思います。でも集団生活のルールや基本的な生活習慣も指導してくれるし、一緒に遊んでくれる。

で、家に帰れば、仕事を終えた親との時間が待っている。「母親だけ」「他人だけ」「独り」ではなく、いろいろな人に囲まれて、子どもにとってはいいんじゃないかな。

乳幼児期の養育が、後々の発達に影響を与えることは事実です。だからといって、それですべてが決まるというわけではありません。私が「三歳児神話も行き過ぎると弊害が出る」と考えるのには、二つの理由があります。

一つには、「愛情」を否定する人がいないように、私の経験ではまったく愛情がなくて子育てをしている人はほとんどいないと感じるからです。愛情表現が行き過ぎたり、あらわし方の下手な人はいます。しかし、ことさら愛情の重要性を唱えなくても、たいがいの親は子どもに対して愛情をもっています。ですから、念仏のように「愛情が大事」と言われると、親は、今よりももっと愛情が必要なのかと思い、かえって混乱してしまうのではないでしょうか。

それに、子どもの養育に母親がかかりきりでなければいけないとも思えません。なぜなら、「子どもの世界」にいるのは母親だけではないからです。これが二つめの理由です。アメリカの研究では、優秀な保育士であれば、母親の育児と同じ結果が得られるとしています。子どもも社会的生き物ですから、保育所などでの集団生活が重要な役割を果たします。

さらにつけ加えておきたいことは、親にも一人の人間としての人生があります。子どもは親の生き方を見て育ちますから、親である前に、一人の人間としてどう生きるかということは大切な問題です。親も育児を人生の中の一つの仕事として考えるぐらいのほうが良いのではないでしょうか。それは、子どものためだけでなく親自身のためでもあります。

大切なのは、親が自分の生き方に自信をもつ人間になるということだ、と私は思います。

第2章　胎児の能力の不思議

本書の目的の一つは、これまで一貫した研究対象とされてこなかった胎児と赤ちゃんを、一連の流れの中でみていこうとする試みです。まずこの章では、「胎児」について書きたいと思います。

胎児はどのようにして生きるための能力を培っているのか、母親は妊娠中のストレスについてどう考えているのか、胎教は本当に有効なのか、などについて考えていきましょう。

胎児をめぐる研究

妊娠中の定期健診で、「お腹の赤ちゃんがしゃっくりをしていますよ」「ほら笑いましたよ」と産婦人科医から教えてもらった経験をもつ人もいると思います。赤ちゃんは、お腹の中で身体を動かすだけでなく、しゃっくりをしたり、寝たり、おしっこをしたり、笑ったり、泣いたりと、実にさまざまな運動をしています。これらすべてが「胎動」と呼ばれているものです。

もともと胎動というのは、聖書に記されているほど、古くから知られているものです。このような母体内での胎児の様子が本格的な研究対象としてスポットライトを浴びるようになったのは、一九世紀末から二〇世紀にかけてのことです。

最初に胎動についての科学的な研究を発表したのは、W・T・プライエル（一八四一－一九七）という学者です。プライエル以降、胎動が消えてから何時間後に赤ちゃんが死亡するのか、母親への刺激が胎児にどのような変化をもたらすのか、といった観察が産科医を中心になされました。彼らの研究は、主に胎児の健康状態を知るための医学的な研究でした。

精神科医たちも胎児期の記憶について調査を行いました。それは胎教の重要性、精神医療の進歩を促すものとして高い評価を受けてきました。たとえば、ヨーク大学で教鞭をとっているT・バーニーが書いた『胎児は見ている』には次のような記述があります(7)。

チェコスロバキアの精神科医、スタニスラフ・グローフ博士は最近の著作のなかで、ある男性のおもしろい話を挙げている。それによると、この男性はある薬物を飲むと、自分が胎児だったころのことを正確に思い出すことができ、手や足に比べて頭が大きかったとか、なま温かい羊水に浸っていたときの気分とか、胎盤にくっついていたときの状態が目に浮かんでくるらしい。

そして、自分や母親の心音（心臓の鼓動の音）のことについて話し始めたとたん、途中で急にその話を止めてしまい、たったいま、人間の笑い声や叫び声、カーニバルで鳴らすトランペットのかん高い音などが、子宮の外から包み込まれるように聞こえてくると語ったそうである。すると、不可解なことだが、突然その男性は、いま自分が産道を通ってまさに生まれ出るところだ、と叫んだという。この男性の記憶が、あまりにも鮮明なうえ微細にわたっているので不思議に思ったグローフ博士は、その男性の母親からも直接話を聞いたそうだ。すると、母親の話からも、この男性の記憶が正しいことが確かめられただけではなく、出産を早めたのはカーニバルの興奮であった、ということまでわかった。

これはいささか特殊なケースですが、日本でも、「お腹の赤ちゃんに向かって、ある俳句を何度も聞かせたところ、生まれた後にその俳句を覚えていたとしか考えられないような反応をみせた」といった報告がなされています。

そして二〇世紀後半に入って、遅れ気味だった発達行動学的な研究が始まりました。胎児から乳幼児までの脳と行動の関係を研究したプレヒテルが、世界で初めてこの分野を発達神経学と名付け、発達神経学講座を開いたのです。

胎児の脳の機能

それでは最初に、胎児の脳の発達と胎動の関係について書くことにします。

第1章でも述べたように、脳の原型である神経板ができるのは、女性が妊娠して三週目くらいです。胎児の身長は一センチ、体重は〇・四―一グラム程度です。

最初に神経板が丸い筒のような神経管に変化し、その前部が膨らみ、さらにくびれができます。やがて、神経管の内側の壁にある神経上皮細胞が、分裂によって神経芽細胞を生み出すことは前述しました。神経芽細胞は神経細胞となって壁の外側寄りへと移動します。この神経細胞が大脳新皮質を形成し始めるころ、赤ちゃんの形も人間に近づいてきます。

さて、認知能力の一つである感覚能力のうち、特に視覚・聴覚・嗅覚・味覚・触覚の五つを称して「五感」と呼びますが、このうち真っ先に発達するのは「聴覚」です。

受精五―六週に入ると、胎児の身体に耳の基となる穴ができます。ほとんどの女性に妊娠の自覚がない時期ですが、脳の形成と併せてお腹の中ではもう耳を作る準備が始まっています。これが「聞こえる」ようになるには、その穴を通して入ってきた刺激を音として伝える聴神経が、脳と結ばれることが必要です。二〇―二一週ごろになるとそれが完了し、二四週ごろには聴覚器官が一応完成します。

こうして、外からの音が、母親の腹壁を通して赤ちゃんの耳に入ってくるようになります。家族の声、サイレンの音、テレビの音、夫婦喧嘩の声。また母親の体内から直接伝わる心臓の鼓動、咀嚼《そしゃく》する音、血液が流れる音も聞こえてきます。

そして、そのかなり前から赤ちゃんはお腹の中で全身を使って活発に動き始めています。母親が胎児の動きを感じるようになるのは、妊娠してから四―五ヶ月ごろのことですが、実際には、もっと早い八週ごろから赤ちゃんは動き始めているのです。

では母親は、胎児のどのような運動を最初に「動いた」と感じるのでしょうか。私たちは、耳元で突然大きな音がしたり、急に目の前に物があらわれたりしたら、一瞬ビクッとします。同じように、生まれたての赤ちゃんもビクッとすることがあります。この短い痙攣に似た動きは、専門的には「驚愕様運動《きょうがくよううんどう》」と呼ばれています。この驚愕様運動が、受精一〇週くらいから始まっていることから、母親たちが最初に「動いた!」と感じる胎動は、おそらくこのしぐさだろうといわれています。

胎内でさまざまな動きを身につけていく

受精から一一週もたつと、胎児の頭の中でくびれた神経管は、大脳、中脳、小脳、延髄などの各器官に分化し始めます。ただこれは外見上の脳の発達であり、神経細胞はまだまだ未発達の状態です。

一方、赤ちゃんは、次の仕事に取りかかっています。

まず、口で何かをすすりあげるようなしぐさ、「吸啜運動《きゅうてつうんどう》」です。といっても、最初は顎の開閉くらいしかできません。それが本格的に自分の口ですすりあげられるようになるのは、受精から一三―一四週ごろのことです。このころになると、口に入れた物を飲み下す「嚥下運動《えんげうんどう》」と連動して、口をモグモグと動かすしぐさがみられます。この吸啜運動と嚥下運動には、出生直後から母親のお乳をうまく吸って飲み込むための準備という重要な役割があります。胎内でこういう動きを繰り返しているからこそ、生後、口に物があたるとそちらを向く「口唇探索反射」を利用しながら、うまくお乳の吸啜と嚥下ができるわけです。

同時に「指しゃぶり」が始まります。

次に、胎児は呼吸のようなものを始めます。専門的には「呼吸様運動《こきゅうよううんどう》」と呼び、肺の中に羊水を吸い込んでは吐き出す運動です。

さて聴覚が完成すると、今度は視覚に関する器官が形作られていきます。聴覚と同じように、視神経が発達して視力器官と大脳とを結びつけ、物を見る準備が整います。ただ、この段階ではまぶたが閉じたままで、物を見ることはできません。眼球を左右、上下にクルクルと動かす眼球運動をしているだけで、両目の動きもバラバラです。

そして誕生後、赤ちゃんはようやくその目で、両親や新しい世界に存在するさまざまな物を見ることができるようになります。ただし、生まれたばかりの赤ちゃんは、右目と左目が違う方向を向いていて、不自然な表情をすることがあります。まだ、私たち大人のように眼球運動がうまく機能していないのです。

他にも、母体内の赤ちゃんは、体内に老廃物が蓄積して死んでしまわないように、羊水中におしっこを出す練習などをしています。

このように、身体が動き始めてから数ヶ月という短期間に、胎児はいろいろな能力を獲得していくのです。

胎動の不思議

ここで、胎児の脳と胎動との間には、実は不思議なことが起こっていることに触れておきたいと思います。

①脳が未発達の段階から、胎児は動き始めている――

赤ちゃんが全身を使って動き始める八週ごろは、頭の中の神経管が大脳、中脳、小脳に分化する以前のことで、わずかに脊髄の一部でシナプス形成が始まっている時期です。こうした未熟な神経組織が全身運動と関係しているのは、実に不思議なことです。

②胎児の運動の特異性――

通常「発達」とは、たとえば首の次に手が動いて、それから足が動くというように、ある程度の順序性が成り立つものというのが科学の常識でした。先ほど述べた聴覚の発達のように、ある時期がくると決まった段階を経て、それぞれのパーツが機能し始めることです。
しかし「胎児の運動」に関しては、最初からすでに全身を使って動いているのです。羊水にプカプカと浮いているために、全身で動いているように見えるという説もありますが、今のところ、脳からの指令が未発達の状態にもかかわらず、全身を使った一連の運動をしているという説が有力です。

しかもこの運動は、外からの刺激に対してではなく「自発的なもの」であること、さらには生後の運動とも密接に関係していることがわかっています。この全身運動は「自発的運動」もしくは「General Movements（頭文字を取ってＧＭ運動）」と呼ばれ、近年、発達行動学者の間でとても注目されています。

③胎動は、生まれるまでの数ヶ月間、大きく変化しない——

受精後八週ごろから始まった胎動は、二〇週に入るとそのパターンがほぼ完成します。それ以降は脳の発達にほとんど左右されず、出産予定日近くまで、そのパターンには大きな変化がありません。ただお腹の赤ちゃんが大きくなるにつれ、運動は激しくなり、母親は胎動を感じやすくなります。そして出産間近になると、子宮の大きさに比べて胎児の身体が大きくなるので動きにくくなって、運動の回数や大きさ、速度が少しずつ減っていきます。

以上の三つは、人間の発達を考えるうえで非常に重要なヒントを与えてくれています。たとえば②のように順序性のない運動発達が胎児に見られるということ、そしてそれが生後の行動とも密接に関係しているという事実は、これまでの発達行動学の理論に大きな疑問を投げかけるものです。さらに、人間の行動の意味を解明する鍵にもなるだろうと考えられています。

このことについては、次の第3章でくわしく述べます。

胎動異常の原因

今度は、胎児と母体の関係をみていきましょう。

前節でみたように、胎児は母親に守られながらあらゆる機能を完成させていきます。それには、母子ともに健康であるという前提が必要です。どちらか一方にでも病気や障害がある場合、胎動にいろいろな影響を与えてしまいます。これを胎動異常といいます。今のところ、胎動異常には四つの理由が考えられています[2]。

①母体の病気
②子宮の大きさ、羊水の量

③胎児の病気
④母体と胎児の相互作用

①の母親の病気とは、胎児に先天的な障害を残す可能性のある感染症（梅毒、風疹など）、糖尿病、その他の内分泌系の疾患を指します。他にも、薬剤やアルコールの常飲が胎動に影響を与えること、妊娠中の喫煙によるニコチンや一酸化炭素の影響で、周産期死亡（妊娠二二週以降、生後一週未満までの胎児・新生児の死亡）や出血、前期破水などの危険を発生させるといわれています。

②の子宮の状態は、胎児にとって環境そのものです。たとえば、胎児の大きさに比べて子宮が小さすぎる場合、子宮内圧迫児症候群と呼ばれる異常（頭の変形、側わん症、先天股脱）を引き起こします。また、妊娠中の早期破水で、子宮内の羊水が失われた症例では、羊水の量が減っていくほど胎動が小さくなり、速度も遅くなることがわかっています。

③胎児自身が病気にかかっていても胎動は変化します。たとえば無脳児は、健常児と違った運動パターンを示します。また、脳に何らかの障害のある赤ちゃんも、指しゃぶりや羊水の吸啜など、出生後の生活に欠かせない大切な運動に異常が見つかったり、生まれてからすぐに死亡したりします。

それでは、①から③のような生理的な要因ではなく、④の母親と胎児の相互作用についてはどうでしょうか。

これには大きくわけて二つの作用があります。第一に「母親の感情と胎児の変化」、第二に「周囲の語りかけと赤ちゃんの能力の関係」です。

ではまず、第一の、母親の喜怒哀楽が胎児にどう影響するかについて考えましょう。

母親は妊娠中の「ストレス」をどう思っているか

妊娠中の母親と胎児の関係は、いうまでもなく、乳幼児精神医学や新生児医療の分野でも盛んに取り上げられている関心の高いテーマです。そのさきがけはレオナルド・ダ・ビンチといえるかもしれません。冒頭で触れたT・バーニーの『胎児は見ている』の中には、ダ・ビンチの「手稿」から次の一説が引用されています[7]。

同じ魂は二つの肉体を支配する……。母親が望んだことは、その望みを抱いたときに身籠っている胎児にしばしば影響を与える……。母親の抱く意志、希望、恐怖、そして精神的苦痛は、母親自身よりもその胎児に重大な影響が及ぼされるために、胎児の生が失われることが多い。

このようにダ・ビンチは、母親の感情の起伏や精神状態が、胎児に直接影響を与えると考えました。

昔から日本でも、妊娠中の強度なストレスやショックは好ましくないといわれています。たとえば妊娠中に「火事を見ると、赤アザのある子が生まれる」とか、「お墓参りに行ってはいけない」といった迷信は、今でも残っています。

ではここで、三人の母親から寄せられた妊娠中の体験を書きましょう。

妊娠初期に流産のおそれから、二ヶ月半入院した。個室で電話をかけ放題ののんびりした日々。至福（?）の時間だった。母親が精神的に安定している、ということが一番大切ではないかと思う。

ただ妊娠中は非常に自分の感受性が増したということがあり、たとえばクラシック音楽を聞いて感動し、とめどなく涙が流れたりした。ストレスを感じれば、子宮も収縮したりするのではないか。夫と些細なことで言い争いをした翌日、出産したし……。

胎教については、やって悪い影響がないのなら、楽しみとしてやっても良いと思う。自分としては「話しかける」のはわざとらしさを感じて嫌。（Sさん）

上の子のときはアメリカ在住。妊娠四週で出血があり、前置胎盤と言われ、絶対安静の状態だった（入院はできなかった）。にもかかわらず、夫の従弟にあたる子（一〇代）が「観光のため滞在したい」と言う。「自分が（赤ちゃんも）大変なときに、他人の面倒は見られない」と言っても、夫、夫の両親、その子の親が誰も同意してくれず、「子ども（従弟）が暴れて家庭内暴力のような状態になったから」と押しつけられてしまった。

結局、不安を抱きながら、車で観光案内するハメになり、イライラは募っていった。周囲への不信感と重なり、赤ちゃんも可愛いと思えなくなった。

生まれてからもカンの強い子で神経質、アレルギーで食事制限もあり大変で、育児への意欲が失われた。妊娠中のことが関係あったのでは、とつい思ってしまう。

しかし今はすごく可愛いと思えるようになった。学校に入った後だんだんにという感じ。（Aさん）

当時、夫の両親との同居による居心地の悪さを感じていたし、不妊もそのせいだという気持ちがあった。不妊治療についても、自分が責められるようで義母にうち明けられなかった。その後第一子を妊娠。事情があり両親と別居したが、第二子はその後すぐに妊娠した。心のつかえが取れてスッキリ（やっぱりそうだった！　と確信）。気のせいか下の子のほうが愛嬌が良い。

胎教についていえば、実は、もしもし電話（胎児と話をするグッズ）は夫が欲しがっていたので購入した。私は嫌だったけど、男の人は「自分の声は伝わらない」と思っているらしいので、使わせて気がすむのなら、それでもいいかと……。

出産後にテレビで見たが、子宮の中は羊水で満たされているので、胎児に伝わる音は不明瞭なのだとわかった。やっぱり意味はないのだと思う反面、やって楽しいのならそれでいい。大切なのは母親自身がリラックスしていること。何かはわからないけど、子どもに何かしらの影響はあるに違いない。（Dさん）

ここで紹介した三人の女性は、夫や夫の両親など周囲の人たちから受ける心理的な不安やストレスが、生まれてくる子どもに影響しているのではないかと考えています。「出産後、自分の母乳が止まった原因は、姑との関係以外のなにものでもない」と断言した母親もいて、心の作用が身体に影響を与えると考える女性は少なくありません。一般的にも、母親の精神状態が胎児に強い影響を与えるという意見が根強くあります。

それでは、この「母親の感情が胎児に及ぼす影響」を科学的にみるとどうでしょうか。

母親の感情が胎児にもたらす影響

たとえば、母親に酸素を吸わせて血中の酸素濃度を上げる実験をしてみると、胎児の呼吸回数が増えることがわかっています。胎児は、母親の血液中の酸素濃度を感知し、それに合わせて呼吸の運動を変化させているのです。他にも脈拍や血糖値、血圧、呼吸数など、母親と胎児の生理機能は連動しています。

このような生理的機能と同じように、母親が強い不安を感じたりすると、お腹の赤ちゃんの胎動が変化することは科学的にも証明されています。

ここでプレヒテルが行った実験をみてみます。

妊娠中の女性に、あらかじめ撮影しておいた他人の分娩の様子をビデオで見せると、どのように感じるかというものです。

その結果、非常にショックを受けた妊婦、自信をもった妊婦、何も感じなかった妊婦の三タイプにわかれました。そのうちショックを感じたり不安が強くなった妊婦では、その直後の胎動が頻繁になりました(2)。海外の報告でも、大地震に遭遇し、精神的にショックを受けた妊婦のお腹を聴診器で調べたところ、赤ちゃんの心拍数が増加していたことがわかっています。

ただ、普通の生活をしている人なら誰でも感じる範囲のストレスであれば、時間がたてば胎児の興奮状態もおさまって、もとの状態に戻っていくこともわかっています。「妊娠中のストレスは絶対に御法度で、生まれた子どもの性格に影響する」と信じている母親が時どきいますが、それは少し考えすぎかもしれません。

では逆に、母親が幸せや安らぎを感じていると、直ちにそれが胎児に伝わるのでしょうか？

実は、これについての科学的なデータは今のところないと思われます。なぜならそのような研究をすること自体、非常に困難だからです。この種の研究では、妊娠中の出来事と母親の心理的状態と胎動の因果関係を調べたり、子どもが成長を続ける間も発達の追跡調査を行ったりと、被験者をある程度拘束する必要が出てきます。研究の信憑性をより高めるためには、かなり多数のデータを集めることも必要です。

あくまでも私見ですが、赤ちゃんを見ていて思うのは、人間（とりわけ子ども）は幸福感を増長させる機能よりも、むしろストレスを防御しようとする機能のほうが、より強く効率的に働くしくみを備えているのではないでしょうか。

たとえば、未熟児に採血注射を繰り返すと、何度めかでほとんど泣かなくなります。これは第1章で述べた馴化《じゅんか》によるもので、外からの刺激に対する一種の防衛機能とも考えられます。

また、生まれたばかりの赤ちゃんは、一日のほとんどを寝て過ごしていますが、この眠りを見ていると、赤ちゃんが環境とどのように相互作用しているかわかることがあります。なかなか泣きやまない赤ちゃんを外に連れていくと、太陽のまぶしさに目を閉じ、そのうちうとうとと眠ってしまうことがあります。赤ちゃんは周りが騒がしかったり明るいと目を閉じ、逆に部屋を暗くしたり静かだと目を開けるのです。

こうしたことから、生まれたばかりの赤ちゃんでも、周囲からの刺激を積極的に受け入れたり、逆に眠って拒否したりしているのではないかと考えられます。

母親の生理的な変化がもたらす胎児への影響についても同じことがいえます。胎児といえども周囲からの刺激を無条件に受け入れているわけではなくて、母親の生理的な変化を感じながら、受け入れるかどうかを選択したり、場合によっては拒否するような反応もみせるのです。

妊婦は余裕がありません

再び現役の母親の話を書きましょう。

第一子のときは、妊娠六ヶ月まで長距離通勤。もちろんラッシュアワーで座ることもできず、夜も遅かった。子どもの胎教など考えることもなく、電車内のストレス、仕事場の怒号、駅の立ち食いソバが胎教になったかも……。それでも何の問題もなく経過は順調だったので、いつもおなかの子に感謝していた。でもその子がとっても神経質なのは、そのときの影響かも。

反対に第二子は仕事を辞めていたので、のんびりした妊娠期だった。今も比べるとのんびりしている子ではある。

そう考えると、妊娠期の環境の違い？　自分はそう思いたくない。とにかく、妊娠中はリラックスすることが一番いいのだと思う。

それは「子どものため」ということではなく、大事なこと。（Sさん）

Sさんの話を解説するまでもなく、妊婦は自分の体調を維持するだけで結構大変です。肉体的な制限だけではなく、体調不良からくる精神的不安、転倒などを避けるための緊張感、太りすぎに注意とか、おしゃれができないといった、いろいろなストレスに囲まれて生活しています。

昔から、医師や家族によって、むくみのもととなる塩分や水分は控え、適度な運動をし、充分な睡眠をとり、バランスの良い食事を心がけるようにと教えられてきました。これは要するに、普段と同じように規則正しい生活を送りましょうということです。

母親の感情はある程度子どもに伝わります。しかしそのことに気をとられすぎて心配するよりも、無事に出産することを考えるのが先決です。自分の体調を気遣うことが、結果的に胎児を順調に育むことになるのです。

胎児は外の音をどのように聞いているか？

さて、相互作用の第二は、「周囲の語りかけが胎児の能力とどう関係しているか」ということでした。これについて、「胎教」という面から考えてみましょう。

まず、胎児の「聴く能力」はどの程度なのでしょうか。

第1章で紹介した小泉英明氏は、人間がすでに胎児の時点で外の音を聞きわけていることを、複雑な機械を使って調べることに成功しました。その結果から、胎児が脳を働かせながら、外からの音に効率よく適応していることがわかります[4]。

胎児の聴覚野は30週で完成し、基礎的な髄鞘化も生まれる前に終わっています。赤ちゃんは母親のお腹の中で、外からの音の低周波成分を聞いているのです。新生児がすでに、ｂａ／と／ｄａや／ｂａ／と／ｂｉといった音節の違いを識別できることもわかっています。生まれてからは、母国語の子音や母音にチューニングを起こして、ほかの音への感受性を閉じさせてしまい、効率よくその後の学習ができるように適応しているとも考えられます。

では実際に、子宮の中の羊水を通した状態で、周囲の声はどのように聞こえているのでしょうか。

あるグループが出産直前に破水した子宮の中へマイクを入れて、子宮内の音の状態を調べています。それによると、胎児は外部の会話や音、母親の心臓や血液の音、食べた物が消化器官を通る音を聞いていることがわかりました。

ただ残念なことに、お腹の中で聞こえる外の音は、実際の音とはかなり違って聞こえるという結果が出ています。母親の身体や羊水を隔てているので、まるでプールの中に潜ったときのように聞こえてしまうのです。音の三要素のうち、周波数の違いによる高低や音量の強弱などは聞きわけられるかもしれませんが、言葉そのものを明瞭に聞きわけることはできないと考えられます。

したがって、胎児への語りかけの意味は、胎児自身がそれを聞きわけているかどうかということよりも、それを行うことで母親の気持ちがリラックスし和らぐという点にあるのではないでしょうか。

胎内での記憶についてのアンケート

以前、ある雑誌で、「自分がお腹にいたときのことを覚えているか」と親が子どもに聞いたアンケートが紹介されました。その雑誌に寄せられた回答は次のようなものでした(8)。

2才3カ月の息子に聞いてみました。「ママのおなかの中で何して遊んでたの?」そうしたらぴょんぴょん跳びながら、両手を前に突き出すんです。偶然かもしれないけれど、おなかの中でよく蹴る子だったので、びっくりです。

妊娠9カ月後半までさかごでした。臨月に入ってから自分で戻ったのですが、そのときのことを「私ね、お母さんのおなかの中でぐるんって逆立ちしたとよ。真っ暗やったけど、一生懸命したとよ」「でも狭くってきつかった」と話したことがあります。

友人の子が2才のときの話です。「ママのおなかの中、どうだった?」と聞くと、「暗かった」と答え、「あとは何を覚えている?」の問いには「うん」とうなずきましたが、恥ずかしがってそれ以上話してくれなかったそうです。

私は幼稚園の先生をしていたので、クラスの子どもたちに聞いたことがあります。「お母さんのおなかの中は暖かくて、ちょっと暗かった」「気持ちがよくって、ぷかぷかしていた」「おへその穴から外が見えたよ」など、いろいろ話してくれました。

姪が3才のときのことです。「どうやってママのおなかから出てきたの？」との質問に、「苦しいなあと思いながら暗くて狭いところを通ってきた。明るいところに出たら、男の人がいた」と言っていました。男の人とは姪を取り上げた病院の先生ではないかとのことです。

雑誌に載った子どもの年齢はだいたい二―五歳です。

まず、お腹の中の出来事を「覚えている」といった子どもが多いことに私は驚きました。また、その答えに共通していたのが「暗くて狭かった」というのも意外な感じがしました。

ここ数年、胎児の意識がいつごろから芽生えるのかという、これまで考えられなかった研究が始まっていて、胎児の記憶や脳のメカニズムもやがては明らかになっていくと思います。

ただ、覚えているかどうかという質問にYesと答えた子どもが、皆一様に「暗くて狭い」

と答えていることに、私は少し不自然さを感じています。そして、よくコメントを求められるこのようなアンケートや調査には、たいてい回答に幅がなかったり、模範的なものが多いことも気がかりです。

私はここで、「胎児の記憶はある―ない」の議論に決着をつけようとは考えていません。また赤ちゃんが胎内で記憶することは不可能だとか、話自体に信憑性がないとか、そのことについて目くじらを立てて批判するつもりもありません。

ただもし、一人の小児科医として言えるとすれば、親と子が何かをきっかけに話題を共有できるのは喜ばしい、ということです。「お母さんのお腹の中は温かかった」「お父さんが早く出ておいでと言った」「生まれてくるのを楽しみにしていたから、たくさん言葉をかけていた」と、共通の話題で親子の会話が弾むなら、それはとても幸せなことです。だからこそ、「これからも互いに共有する部分をもちたいね」という、親子の会話の一つに留めておきたいと思うのです。

私たち大人が学習するときに使うといわれている大脳新皮質は、胎児の場合、未完成です。それ以前に、大脳新皮質だけが人間の学習に関係しているかどうかさえも現段階では不明なのです。ですから、本当に胎児に記憶力があるのか、そして、胎教が有効なのかを知ることはもっと先の課題です。それよりも胎児にとって最適な「環境」がどのようなものなのかを調べるほうが、先決のように思われます。

もし、特殊な条件下で稀有なケースがみられたとしても、それだけで胎教が必要だという根拠として一般化してしまうのは、性急すぎるといえるのです。

胎教を悪いことだとは思いません。しかし、まだ会ってもいないお腹の中の赤ちゃんに、将来的な成果を求めて胎教をするのは、従来の上へ上へと伸びていく右肩上がりの発達観にとらわれすぎているといわざるをえません。それよりも、子どもは授かりものという考え方を、もっと見直してもいいのではないでしょうか。

せめてお腹の中では静かに

冒頭で紹介したように、胎児はお腹の中で、泣いたり、笑ったり、目を動かしたり、呼吸をしたり、指をしゃぶったり、ハイハイに似た動きをしていることがわかっています。そして、それが生後にどう関係してくるのかもかなりわかってきました。

ではなぜ赤ちゃんは胎内でいろいろな運動をしているのでしょうか。

答えは非常に明快です。その運動が、「遺伝子の働きによって、もうすでに決まっていること」だからです。そして序章で触れたように、それらが生後、親の愛情を獲得して生きていくために必要な能力だからです。

それを踏まえていえば、胎教は、胎児に対してさほど影響はないもの、つまりどうでもいいものと私は思っています。ただそれをすることで、親が幸せに感じるのなら、あえて否定はしません。しかし、それを煽って商売にするのはおかしいと思います。

最近では、胎児の3D画像が超音波で観察できるようになりました。今後ますます胎児の研究が加速されると思います。

しかし私は、もっと胎児のことを知りたいと思うと同時に、知るべきではないかもしれない、とも思うようになりました。元気に動いている胎児の動きを感じて、我が子の健康を喜ぶ母親のほうが自然で、同じように赤ちゃんを見ていても、超音波で映し出される胎児の映像に喜ぶ私たちの存在が何とも奇妙に思えるからです。

ましてや、外からいろいろと刺激を与えて教育するなどということは、いかがなものでしょうか。生まれて間もなくから激しい教育競争に巻き込まれるかもしれない赤ちゃんを、せめて子宮の中では静かにしておいてやりたいと思うのです。

第3章　生後二ヶ月革命

「育つ」と「育てる」

お茶の水女子大学学長の本田和子《ますこ》さんは、二〇世紀の子ども観を次のように述べています[9]。

> かつて、子どもとは、「授かる」ものであり、身ごもった女性たちは神仏からの授かりものとして、自身に宿った生命の神秘に畏怖した。しかし、いま、若い女性たちの意識に、子どもは「作られる」ものとして位置付いている。

本田氏が述べるように、今日、子どもは「授かる」ものという感覚ではなく、「作られる」ものという考え方へと変化をしています。たとえば、医療の充実によって周産期死亡率が低下し、試験管でヒトの基となる受精卵が作られたり、生命が人工的に操作されたりするようになりました。夫婦は、個人の思い描くライフスタイルや、経済上の都合に合わせたバースプランを選択することが当たり前になっています。

同時に、子どもは「育つ」ものではなく、「育てる」ものとみなされるようになりました。

ときどき私が小児科の外来で、「あなたの育て方が、子どもの性格に与える影響の割合はどのくらいだと思いますか？」と質問すると、多くの母親が「七〇パーセント」と答えます。ともに過ごす時間が長いだけに、当然のことかもしれませんが、この数字は、「子どもは育てるもの」「成長の度合いは親しだい」という考えを象徴しているように思います。

私は、「授かる」ものから「作られる」ものへ、「育つ」ものから「育てる」ものへ変化した育児観には、一つの共通点があると考えています。それは、どちらも「大人が主導である」、つまり最初に大人の働きかけがある、という点です。

子どもは大人が守るもの、子どもは守られる権利をもつものという価値観が当たり前の時代ですから、さほど驚くことではないのかもしれません。しかし私は、本章と続く第4章で、赤ちゃんの脳と行動の連動性を取り上げつつ、このことに疑問を呈したいと思います。

子どもが刺激で発達するという「常識」

ピアジェが、人間の「知」の起源を「子どもの発達」に見いだしたことは有名です。彼は人間の「知」というものについてこう考えました。

――人間には生まれつき備わっている「反射」というものがあり、その反射を引き出すようないろいろな刺激が何度も与えられることで、しだいに外の世界との間に相互的な作用が起こる。それによって人間の内部の運動や能力が複雑化し、外の世界とうまく適応できる範囲を広げていくようになる。それらの運動がうまくできるようになると、今度は運動の結果と目的が逆転して、「意図」というものができるようになる——。

ここで言う「反射」とは、人間や動物が、刺激に対して、意識の関与なしに神経系のみを介して行う反応のことです。

ピアジェの主張を簡単に書くと、子どもは環境から刺激を受けて反応したり学習することによって、周囲と相互作用し、その結果発達するということです。

実は、二〇世紀に行われた多くの研究では、このように「赤ちゃんは、外から受けた刺激や学習によって成熟する」という考えが長らく主流でした。大ざっぱにいうと、赤ちゃんのもつさまざまな能力は、そのほとんどが、刺激↓反応という構図をベースに成り立っていると解釈されていたのです。実際、刺激を与えると子どもは反応を示し学習しますから、「子どもは白紙のキャンバスだ。刺激を与えればどんどん吸収する」と誰もが考えたのでしょう。そしてこの考えが、今日の教育の土台にもなっています。

では赤ちゃんは、本当に外からの刺激によってだけ、動いたり学習したりしているのでしょうか？　私は、長年にわたって信じられてきたヒトの発達の常識がどうも怪しいのではないか、ということを考えるようになりました。

結論からいうと、第2章でも少し述べたように、胎児や新生児を自然のままで観察すると、彼らが決して外からの刺激によってだけ動かされているのではなく、「自発的」に運動し、自ら外に向かって語りかけているのが見てとれます。その自発的な運動は、胎児期から始まり、出生後も引き継がれていきます。

この研究の中心的な役割を果たしているのが、発達行動学や発達神経学という、「赤ちゃんを見る」学問です。「見る」というのは、赤ちゃんの運動を観察することだったり、脳の機能を調べることだったりします。

そして、現在この分野で注目されているのが「生後二ヶ月革命」と呼ばれるものです。

一九九八年、米国でInternational Conference on Infant Studies（第一一回国際赤ちゃん学会）と名付けられた学会が開催されました。その中で、生後二ヶ月ごろの赤ちゃんの脳では、今までの常識をくつがえすような劇的な変化が起こっているのではないか、という議論がなされました。

胎児期から継続して行われていた赤ちゃんのさまざまな運動は、ちょうど生後二ヶ月を境に大きく変化し、それはまさに「革命」と呼ぶに値する画期的なものだというのです。

世界中の注目を浴びた生後二ヶ月の大きな変化――この時期の赤ちゃんの身体には、いったいどのようなことが起こっているのでしょうか。

それでは、最新の赤ちゃん学によって赤ちゃんの運動を検証してみましょう。

刺激で動く？　勝手に動く？

まず赤ちゃんの反射運動と自発的な運動の違いについて説明しましょう。

育児外来の一ヶ月健診で、母親からもっとも多くされる相談の一つが、「うちの子はときどきビクッと痙攣をするのですが、大丈夫でしょうか」というものです。母親が言うように、誕生直後から生後二―三ヶ月ごろの赤ちゃんには、痙攣のようなしぐさが何度か続くことがあります。眠りかけた赤ちゃんが突然驚いたようにバッと手を広げたり、入浴中でリラックスしているはずの赤ちゃんがビクッと身体を震わせたりするしぐさです。前章で、妊娠中の女性が初めて感じる胎動はこの驚愕様運動の可能性が高いと書きました。

こうした運動は、身体に触れられるなどの刺激を与えられなくても、自然に起こるのが特徴で、私は自発的なものと考えています。ただし、赤ちゃんの反射にも見た目にはこれとよく似たものがあります。

先ほども書いたように、反射というのは、人間や動物が刺激に対して神経系のみを介して行う反応のことです。○○の刺激を与えると××が起こる、というものです。

そして特に、生後間もない赤ちゃんの反射は「原始反射」と呼ばれ、たくさんの種類があります。代表的な例を挙げてみましょう。

モロー反射――赤ちゃんを水平に抱いて、頭をもった手を急に離すと、四肢を大きく伸ばし、その後抱きつくようなしぐさをする。
原始歩行――腋《わき》を支えて立たせ、床に足をつけると、前へ歩くような運動をする。
口唇探索反射――口唇あるいはその近くに指を触れると、顔を動かして口をあけ、その指をくわえようとする。
非対称性緊張性頸反射《きんちょうせいけいはんしゃ》――顔を一方に向けると、顔を向けたほうの手足を伸ばして、反対側の手足を曲げる。
把握反射――手のひらや足の裏に触れると、指を曲げて物を握るようなしぐさをする。
ガラント反射――背中の横を指でなぞると、お尻を振る。
逃避反射――足の裏を何かでつつくと、瞬時に足を縮める。

動物園に行くと、子ザルが、親ザルにふりおとされないようにギュッとつかまったり、ぶらさがったりする光景を目にすることがあります。このように、生まれてすぐに物をつかんだり、手に物があたったときにつかもうとしたり、それを落とさないようにするしぐさができるということは、生きていくうえで重要な役割を果たします。

原始歩行

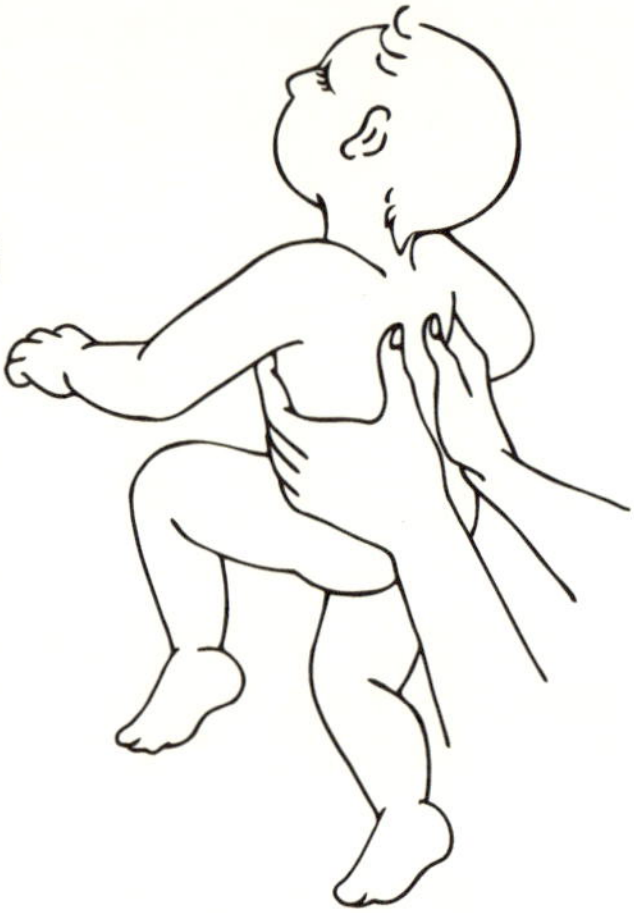

把握反射

口唇探索反射

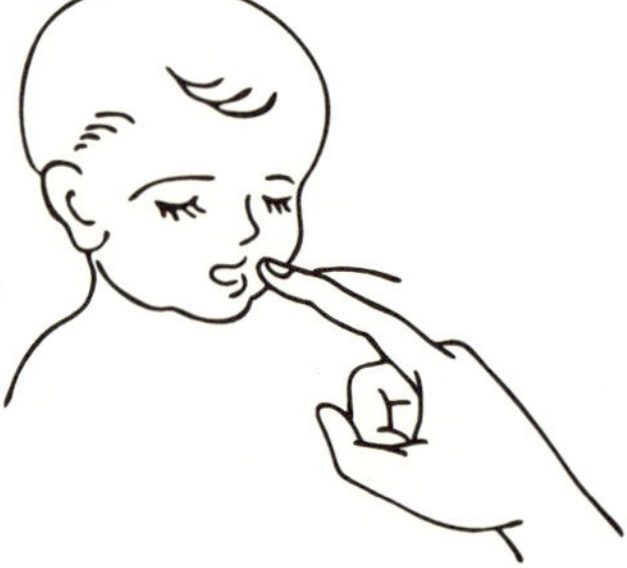

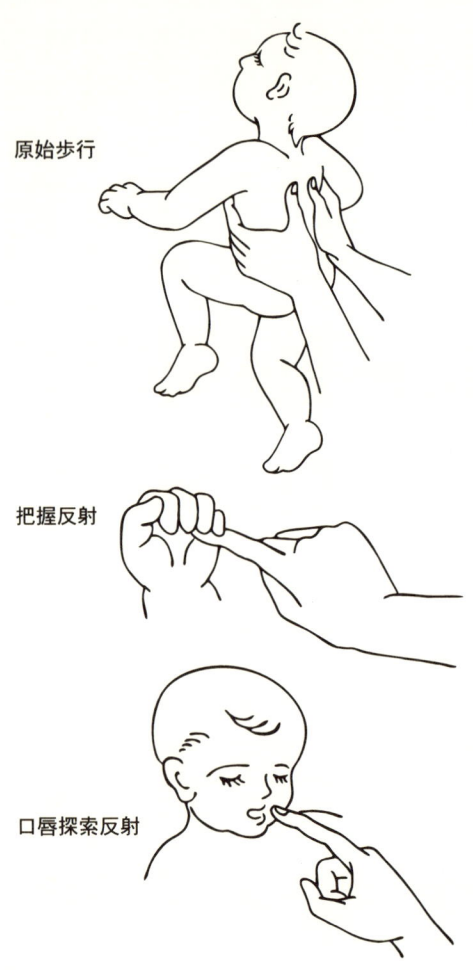

■原始反射

反射を使った育児のコツ

たとえば、赤ちゃんの手のひらをこすってみると、どうなるでしょうか。赤ちゃんは手をギュッと握ります。これも赤ちゃん特有の反射の一つで、いつもは手を軽く握っています。

もし、赤ちゃんの手のひらについたゴミを取ろうとして、無理矢理手をこじ開けようとすると、この反射が起こって赤ちゃんは手を内側に閉じます。手のひらに触れれば触れるほど強く握ってしまいます。このようなときはやさしく手の甲をさすると、赤ちゃんはすぐに手の力を抜きます。ただし、この反射は三―四ヶ月くらいで消失します。同時に、手をパーに開くことを覚え、握りたくないものは握らないという能力がつきます。

ここで、赤ちゃんの原始反射を使った育児のコツを二つ紹介しましょう。

赤ちゃんは、お腹の中で前屈みに縮こまっています。ですから生まれたばかりのころも、少し背中や手足を曲げるような姿勢が多く見られます。生後三―四ヶ月になると、首がすわって筋肉も発達するので、背筋を伸ばすことができるようになります。

もし赤ちゃんがえび反りになって激しく泣いて不安がる様子を見せたら、赤ちゃんの顎をその胸に近づけてあげるようにしてみてください。そうすれば、自然に前屈みの姿勢に戻って安心するはずです。これは首の原始反射を利用したものです。

もう一つ、赤ちゃんが首を右に向けると右手を伸ばし、左に向けると左手を伸ばすという、非対称性緊張性頸反射を利用すれば、服をスムーズに着せることができます。

このようなことからも、赤ちゃんが生まれながらにもっている能力を実感することができるのです。

「引き出し」から飛び出る反射

一般に、小児科の三―四ヶ月健診で、医者は赤ちゃんを仰向けにしたり、胸を手のひらで支えて俯《うつぶ》せにしたり、背中を指でなぞったりします。これは原始反射の有無を確認し、赤ちゃんに無事に成長するための準備が整ったかどうかを確かめるものです。

もし原始反射が、数ヶ月たっても消えない場合、何らかの脳疾患が疑われることになります。生後二―三ヶ月ごろから反射がしだいに消えていくのは、大脳新皮質がきちんと機能し始めたことによって不必要な原始反射が抑制されるからです。

さて、赤ちゃんを研究している学者たちは、別の意味からもこの反射に注目してきました。「ヒトの行動の始まりは〝反射〟である」と考えていたからです。先にも述べたように、赤ちゃんは自分の力で動いているのではなくて、外からの刺激を受けて反応するとずっと考えられてきました。この考え方は、多くの小児神経学や発達神経学の教科書に書かれているほど有名

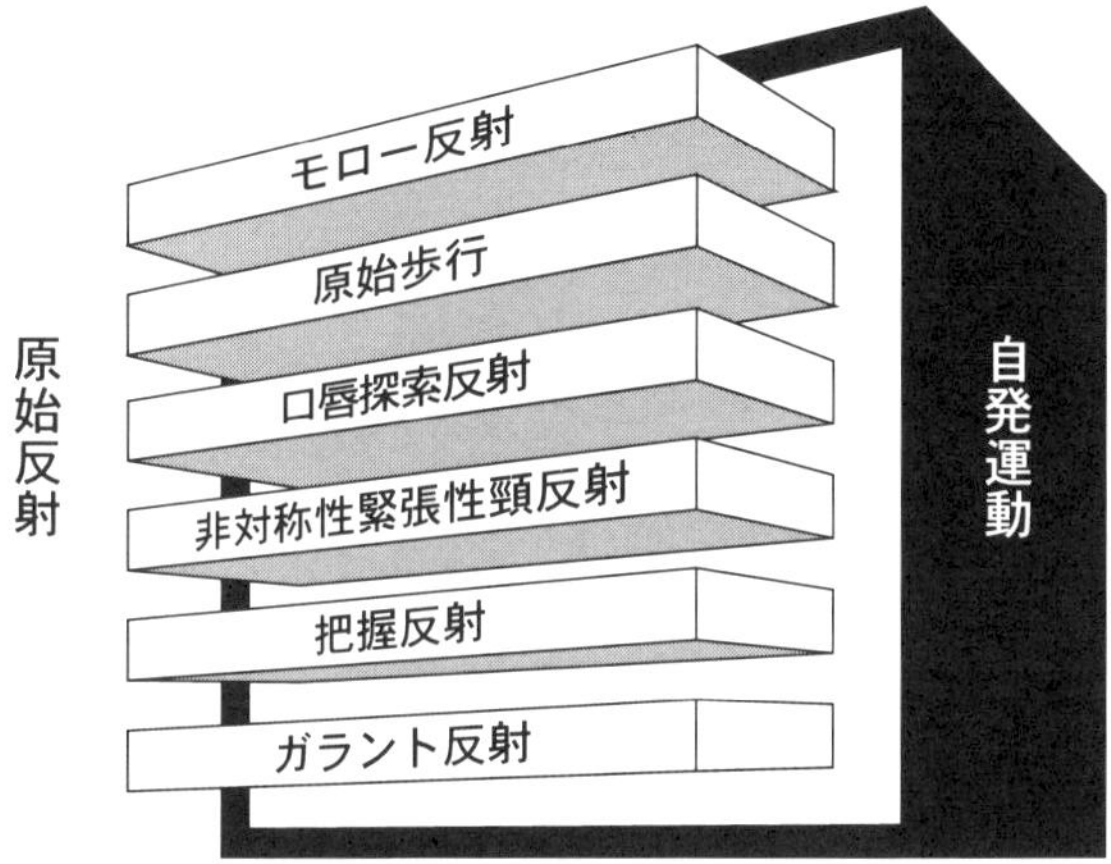

■B・タウエンの考えた自発運動と原始反射の関係

な常識でした。

ところがその後の研究によって、赤ちゃんには放っておいても勝手に出てくる運動があることがわかってきたわけです。それが、第2章でも紹介した「驚愕様運動」や「GM運動」です。

先に、赤ちゃんの自発的な行動と反射は見た目によく似たものがあることに触れました。

では、一見同じように見えるしぐさなのに、反射と自発運動とではどこが違うのでしょうか。わかりやすくするために、B・タウエンという科学者が使ったたとえを紹介しましょう。彼は、自発運動と原始反射を、「タンス」と「引き出し」の関係にたとえて説明しました。

赤ちゃんは自発的な行動をいくつも身につけています。ちょうど、いろいろなものがしまわれている「タンス」のようなものです。そして、たまたま何かの刺激を受けると、「引き出し」があいて、中にある一つの行動が反射としてあらわれます。しかも、引き出しごとに入っているものが決まっているので、同じ刺激が与えられれば、いつでも同じ反射が出てくるわけです。自発運動という大きな箱の中に、反射運動という小箱がたくさん入っていると考えてもいいでしょう。

つまり、胎児や新生児の運動は、反射によるものだけでなく、基本的には勝手に動いているのです。

生後二ヶ月に見られるU字現象

さて、胎児期から乳児期にかけての赤ちゃんの行動には、次の三つのパターンがあります。

①生後しばらくすると消えてしまう運動
②胎児期から一生にわたって続く運動
③一度消えた後、再びあらわれる運動

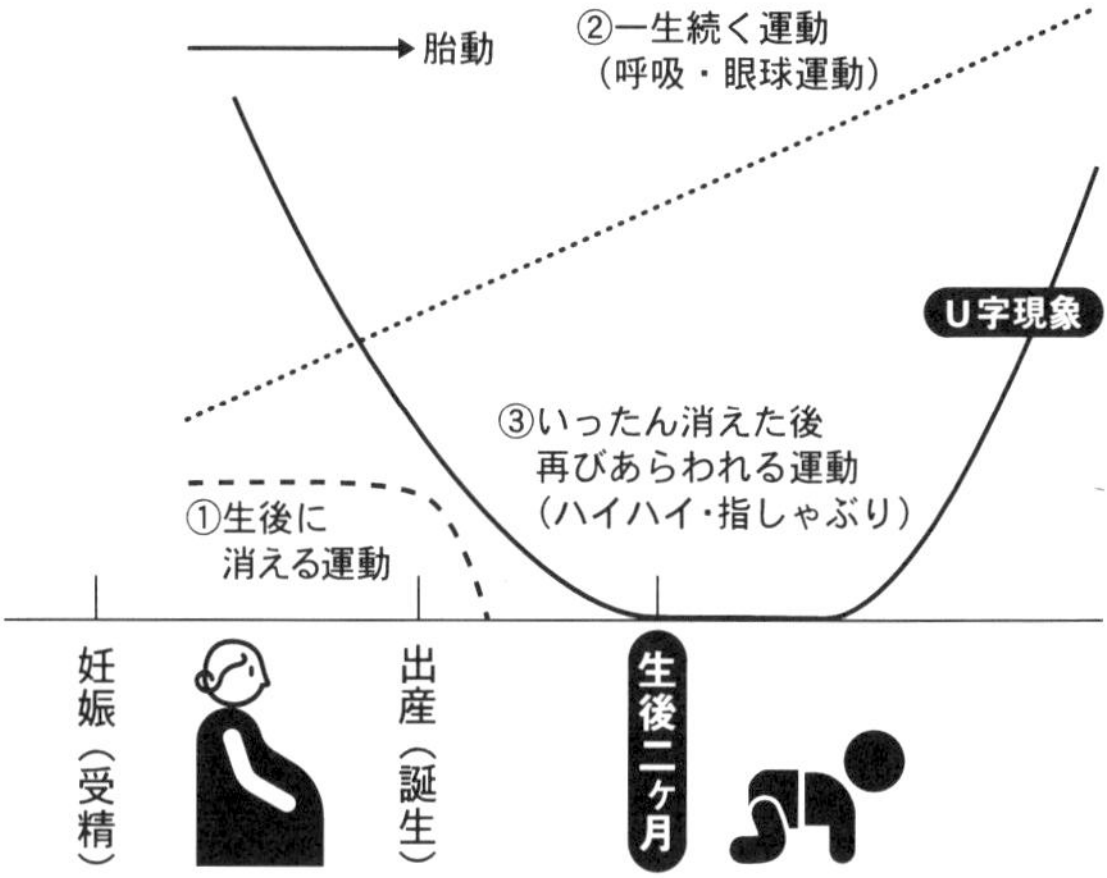

■発達の生後二ヶ月革命

まず、生後頻繁に見られるしゃっくりや驚愕様運動が①にあたります。これは生まれてしばらくすると消えてしまい、その後は残ってもまれにしか出現しないので、発達行動学上はあまり大きな意味をもちません。ちなみにしゃっくりは、呼吸の働きを助ける横隔膜を鍛える運動で、胎児期のなごりです。

②の、胎児期から一生消えずに続くものは、第2章で書いた、口で吸ったり、呼吸したり、目を動かすといった生命維持のための基礎的な運動です。これらは胎内で一度獲得すれば一生続くので、やはり発達行動学的には重要ではありません。

さて、私たちが大変重要だと考えているのは、③の「一度消えた後、再びあらわれる運動」です。たとえば、指しゃぶりや物を見て手を伸ばす運動、ハイハイなどのことです。

ではなぜこの運動が注目されているのでしょうか。

それは、この運動が、胎児期から生後間もなくは自発的に起こり、生後二ヶ月になるといったん消え、再びあらわれたときには、おそらく本人の意識的なものに近い、随意運動となってあらわれてくるからです。

つまり、あらわれる時期によって行動の意味が違っているのです。

たとえば指しゃぶりの場合、妊娠一五週くらいにあらわれて、生まれるまでお腹の中で続きます。エコーなどで見られる胎児の指しゃぶりは、自発的なしぐさです。一方、出産後しばらくして出てくる指しゃぶりは、本人の随意的な運動となって出てきます。

同様に胎内でのハイハイのような動きも、出産を境にいったん消え、二度めにあらわれたときには、少し人間らしい運動になります。この傾向をあらわしたグラフの形が、英語のUの字型を示すので、③は「U字現象」と呼ばれています。

ところで最近、私たちは指しゃぶりについて新しい意味を考え始めています。未熟児の行動観察でわかったことなのですが、受精後三二週ごろの未熟児は、さかんに顔の向いたほうの指をしゃぶります。おもしろいことに、そのとき赤ちゃんの口は前もって開いていて、迷わず手や指を口の中に入れています。一方、顔の向いていないほうの手は、さかんに頭や身体を触るだけで、口には入れません。

このことから、口唇が身体の中でもとても敏感な部分であることは、容易に実感できます。序章で紹介した池上先生の実験では、未熟児は相手の顔がどんな造りであっても、真似して「舌出し」ができることを示していました。つまり赤ちゃんは、舌と口だけは早くから認識しているといえるのです。

そして、迷わず手を入れることが、あらかじめプログラミングされているという事実は重要です。どの赤ちゃんも、最初に自己を認識するのは口であって、次いで指を入れることで指を認識し始めるのではないかと推測されるからです。

つまり触覚を通じて口と指、手の存在を確認しているのではないでしょうか。胎児の指しゃぶりは、自己認知の有力な手段と考えられるのです。

ＧＭ運動の定義

さてＵ字現象には、他にも舌出し模倣や足で蹴るなどたくさんの運動があります。

そしてＵ字現象の中でもっとも重要視されているのが、第2章でも触れた「ＧＭ運動」です。直訳すると、全般的な運動という意味で、全身を使った赤ちゃん特有の優雅で複雑な運動です。胎児期から生後五―六ヶ月ごろまで続くこの「ＧＭ運動」は次のように定義されています。

これはプレヒテルが考え、学者の間で使われている専門的な定義です。

> 四肢いずれかの部分から始まり、次第に体全体をスムーズに動かす。数10秒から数分続き、途中運動の大きさや速度が変化する。運動の性質は優雅で流暢といわれ、複雑な指や体のローテーションを伴う。[2]

この運動も、生まれてから少しずつ変化をします。

生まれたての赤ちゃんは、初め意味もなく身体をもそもそと動かしています。しかし三―四ヶ月もすると、手足の動きが一見してバタバタと激しくなります。

「手足を動かす力が強くなってきたわ」とは母親からよく聞かれる言葉ですが、それは、赤ちゃんの手足の筋肉が強化されたからだけではありません。このGM運動が、生後二ヶ月革命ととても深く関係しているからです。

GM運動と生後二ヶ月革命

私は、U字現象の一つであるGM運動と二ヶ月革命との関係を示すために、次の三つの実験を行いました。[2]

第一の実験です。まず、赤ちゃんの手と足の関節に光反射テープを巻きつけ、ビデオカメラで撮影しました。そして設置したカメラと同じ方向からライトをあて、光に反射したテープの軌跡をビデオに録画します。それを二次元行動解析装置に入力して、赤ちゃんの手足がどのように動いているかを調べてみました。

運動が大きければ、赤ちゃんが手足を動かした軌跡は広範囲にわたり、運動が小さければ軌跡も小さくまとまります。左図は、満期出産した健常児の、生後一ヶ月から四ヶ月までの全身

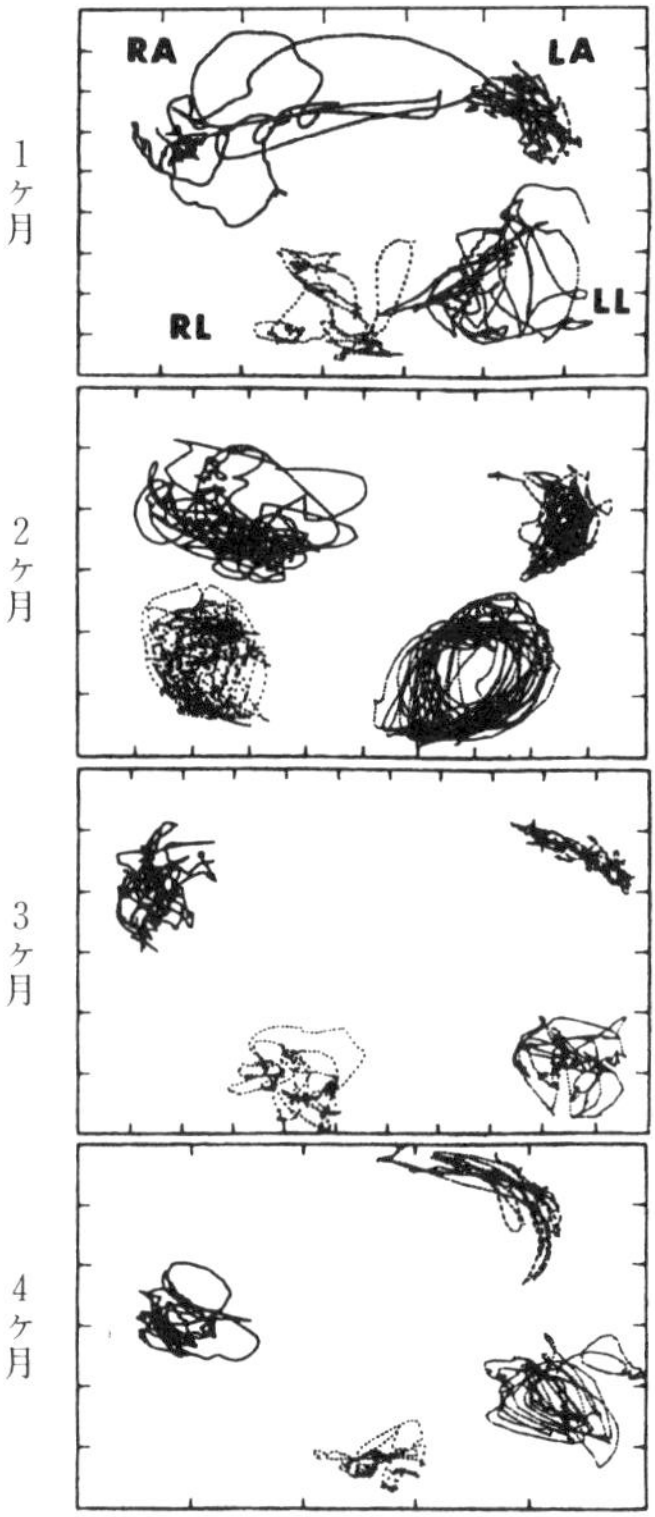

■生後1ヶ月から4ヶ月までのGM運動の軌跡。
RA は右手、LA は左手、RL は右足、LL は左足を指す。

運動の軌跡です。

　赤ちゃんの軌跡は一見複雑に見えますが、ある時期に運動の規模が小さくなっているのがわかります。描かれた線の範囲がまとまっていて、大きく変化せずに同じところで動いているようにも見えます。特に印象的なのは、生後二ヶ月ごろの全身運動です。他の月と比べて、この月だけ、運動の軌跡がきれいな円のようになっています。この時期の特徴は「単純な運動の繰り返し」にあります。

　第二の実験では、ある双子の運動を比較、観察しました。赤ちゃん〈A〉は健常児で、赤ちゃん〈B〉は新生児仮死のために脳性麻痺として生まれてきました。左ページの図を見ると、赤ちゃん〈A〉の手足の軌跡は、第一の実験と同じように、全体的に複雑な線を描いているのがわかります。一方で、右側の脳性麻痺の赤ちゃん〈B〉の軌跡は、生後一ヶ月から四ヶ月の間に大きな変化はなく、期間を通じて単調な運動パターンになっています。

　第三の実験では、赤ちゃんがGM運動をしている間に、他の運動がどうなっているかを調べてみました。「驚愕様運動」「身震い」「頭の回転運動」「腕や足の運動」「手を口に入れる」「手を顔にやる」「手と手を合わせる」「手と足の接触運動」など、一三種類の運動について観察を行いました。

　その結果は、全身を使ったGM運動がそうだったのと同じように、生後二ヶ月ごろに運動レ

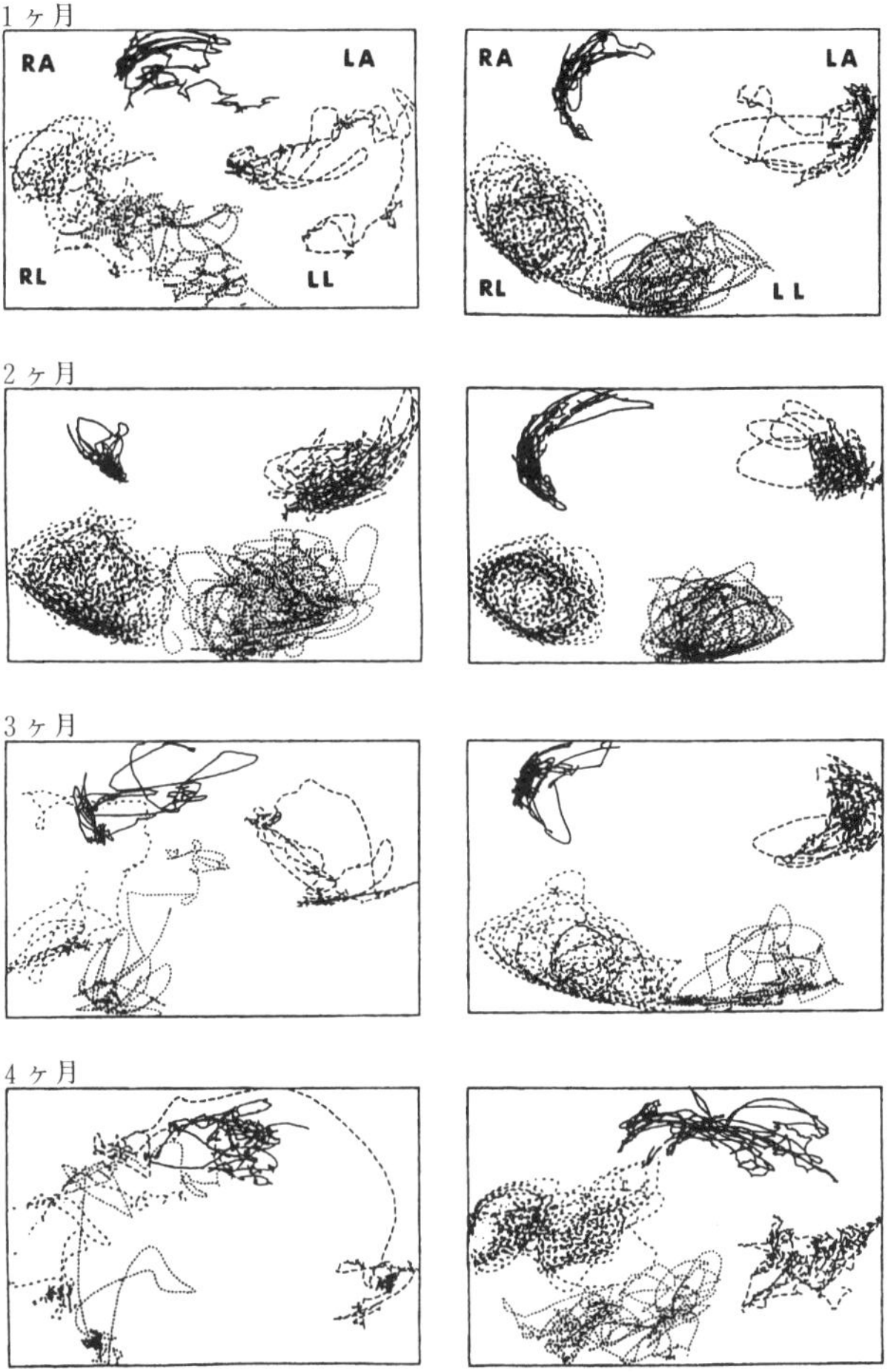

健常児の第2子〈A〉　　脳性麻痺の第1子〈B〉

■双子の未熟児のGM運動比較

パートリーが劇的に減り、その後再び活発にさまざまな運動をするようになりました。

赤ちゃんの運動は、生後二ヶ月前後にかけて大きく変化することがわかったのです。

自由度のフリージング

では、どうして全身運動や他のしぐさが、生後二ヶ月ごろに単純になるのでしょうか？

これについては、N・ベルンスタインという学者が「自由度のフリージング（凍結）」という仮説を立てています。

私たち大人も、何か動きを身につけるとき、似たようなプロセスを経ていることがあります。たとえば右利きの人が左手で字を書くとします。実際に試してみるとわかりますが、ペンを持つ肘《ひじ》を宙に浮かせて字を書こうとすると、なかなかうまく書くことができません。これは利き手でも結構難しいことです。

では、肘や手首をしっかりと机につけ、固定した状態で字を書いてみるとどうでしょう。肘と手首の関節を固定させる（自由を奪う＝凍結）ことで安定感が増し、しだいに整った字が書けるようになります。

これと同じようなことが、生まれて間もない赤ちゃんの腕や足にも起こっていたのです。

私たちが自然に腕を曲げたり伸ばしたりできるのは、「働筋《どうきん》」と「拮抗筋《きっこうきん》」という働きの異なる筋肉をうまくコントロールしているからです。上腕二頭筋と三頭筋、大腿四頭筋と大腿二頭筋など大腿後部の筋肉というように、「働筋」とそれに対する「拮抗筋」とがあります。これは「働筋」が緊張収縮すると、「拮抗筋」が弛緩リラックスするという関係にあります。大人は、「働筋」が筋肉を縮めて「拮抗筋」が筋肉を伸ばすという運動を、意識せずに行うことができます。

しかしその運動が、まだうまくできない状態にある赤ちゃんは、まず不安定さを解消しなければなりません。利き手でないほうで字を書くときに肘や手首を固定するのと同じように、「働筋」と「拮抗筋」とを同時に働かせ、一度関節をしっかりと固定してから運動をします。そして大まかな動きができるようになった後に、凍結（フリージング）した自由を解放して、「働筋」と「拮抗筋」を独立した状態にし、自由な動きを習得しているのです。

そして、このフリージングが起きる時期が、赤ちゃんの場合、ちょうど生後二ヶ月ごろにあたるのです。

生後二ヶ月くらいの赤ちゃんが身近にいる人は、その子の腕をやさしく押してみてください。柔らかく弾力のある赤ちゃんの肘が、意外に固く感じられると思います。これは、「働筋」と「拮抗筋」が同時に働く、つっぱった状態にあるからです。

先の三つの実験では、いずれも生後二ヶ月に近づくにつれて、運動が減ったように小さくまとまっていました。見た目は複雑な運動から単純な運動へ逆戻りしたようです。しかし実際には、赤ちゃんの身体の中では、筋肉の活動を徐々に複雑にするための「革命」が起こっていたのです。

第2章で書いたように、胎動は脳の発達とはあまり関係なく、回数も種類もある段階からほとんど変化しません。しかし生後はそのパターンが月齢とともに劇的に変化します。「生後二ヶ月革命」は、赤ちゃんの身体の中でバラバラに仕上がっていた機能が、脳の指令を受けて、うまく連携し始める非常に重要な時期でもあるのです。

生後二ヶ月の脳の変化

次に、この時期の赤ちゃんの脳がどのように活動しているかをみてみましょう。

赤ちゃんの脳は、生まれてすぐ、急速に成長を始めます。ですからその機能をどのように測定するのかは、長年にわたり、研究者にとっての大きな関心事でした。

脳の様子を知るには、電気や磁気などを利用して神経細胞そのものを調べる方法があります。一方で、脳の活動とともに変化する脳の血流を計測する方法もあります。PET（陽電子放射断層撮像法）やfMRIといわれるものがそれにあたります。

fMRIというのは、脳活動によって変化する還元型ヘモグロビンの量の変化を処理して画像として見せるものです。ｆＭＲＩについては第1章で少し触れましたが、もう少しくわしくその原理を説明しましょう。

まず、外から何らかの刺激が与えられると、脳の中の神経細胞が活性化され、酸素をたくさん消費します。すると二酸化炭素が増え、二酸化炭素と結合した還元型ヘモグロビンも一時増えます。その後まもなく、足りなくなった酸素を補充するために新しい血液が流れてきます。このとき、増える血液量が大変多いので、還元型ヘモグロビンの濃度は下がることになります。

この還元型ヘモグロビンが弱い磁性をもつために、その量的変化をＭＲＩの機械が感知します。そこで、この信号の変化を画像処理すれば、脳の活動の様子が描き出されるというわけです。つまり、大人の場合は、脳の中の神経細胞が活性化されると還元型ヘモグロビンが減少するのです。

私たちの研究グループでは新生児や乳児にこのｆＭＲＩによる計測を行いました。もちろん被験者は、病気への懸念から、「医学的」に検査が必要と判断された赤ちゃんたちです。

さて、睡眠剤で眠らせた赤ちゃんの目に、スクリーンを通じて人工的な光をあて、三〇秒ごとにＯＮとＯＦＦを繰り返します。こうした実験を、新生児から四―五歳児まで、さまざまな年齢の子どもに行いました。

その結果は衝撃的なものでした。

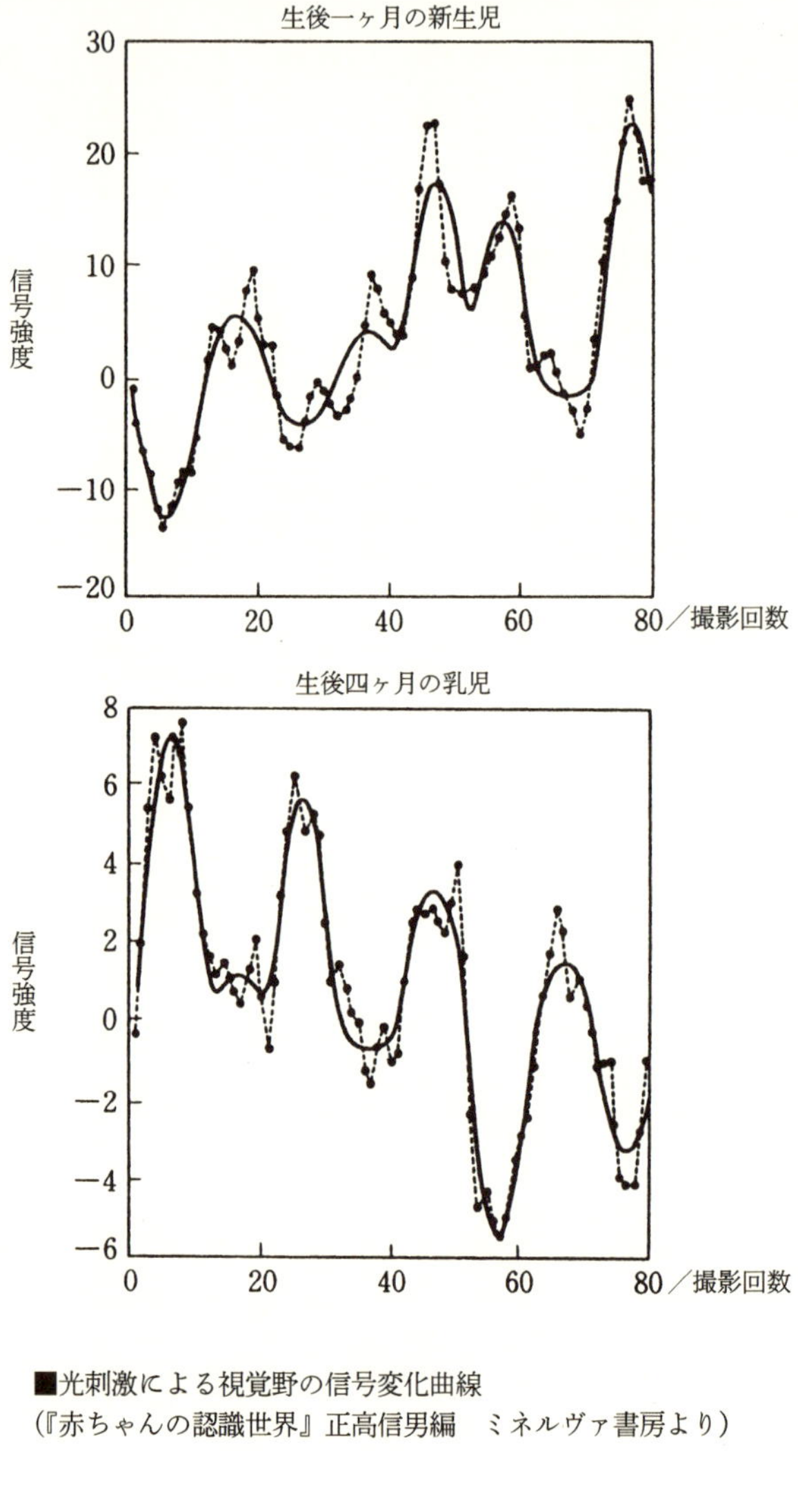

■光刺激による視覚野の信号変化曲線
(『赤ちゃんの認識世界』正高信男編　ミネルヴァ書房より)

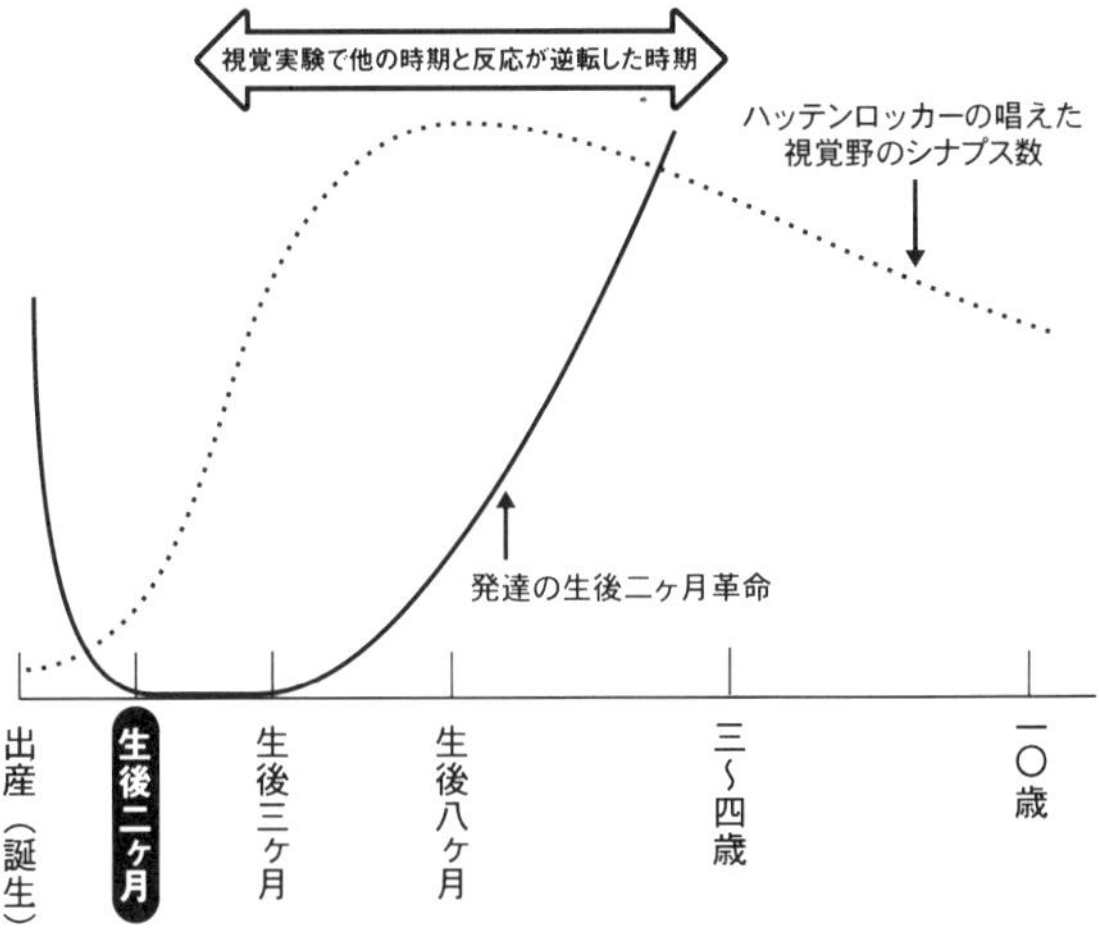

■二ヶ月革命と視覚野のシナプス数の変化

新生児から二ヶ月児までは、成人と同じように刺激によって還元型ヘモグロビンが減少することが確認されました。ところが、生後三ヶ月から三歳までの乳幼児では、還元型ヘモグロビンは減少しなかったのです。

この実験の解釈は非常に難しく、もっと発展させた実験が必要であると考えていますが、しかし興味深いのは、反応が逆転する時期が二ヶ月と三ヶ月の間だったことで、赤ちゃんの行動が大変化をみせる時期とほぼ一致するのです。

さらに注目すべきなのは、脳の視覚野のシナプスの形成量も、同じ時期に大きく変化することです。

ヒトの視覚野のシナプスの数について研究している、P・R・ハッテンロッカーという学者がいます。彼の研究では、シナプスの数は生後二ヶ月ごろより急速に増え始め、生後八ヶ月でピークになり、それから減少し始め、一〇歳で一応落ち着くという結果が出ています（一〇九ページの図参照）。

つまり、二ヶ月児の生理学的な変化は、行動学的な二ヶ月革命の時期ときれいに一致しています。生後二ヶ月というのは、ヒトの発達にとって大きな変わり目なのです。

赤ちゃんは脆弱ではない

従来の考え方とは違い、赤ちゃんは環境からの刺激によって反射的に動くだけではなく、独自のメカニズムをもって複雑に成長していることがわかっていただけたと思います。いろいろな機能を獲得するため、この世に出てからすぐに自ら行動を起こしているのです。そして、U字現象のように、いったん消えて再びあらわれる行動がどの子どもにも共通してあるのは、それが遺伝子的にプログラムされているということであり、環境の影響ではないということです。

二〇〇二年一一月に開催された「新・赤ちゃん学国際シンポジウム――赤ちゃんの不思議を解き明かす」（日本赤ちゃん学会・産経新聞共催）に出席した、ウプサラ大学のC・ホフステン教授は、講演の中で、「赤ちゃんは出生直後からすでに意識的に四肢を動かしている」と述べ、無力な存在であるとした既存の発達心理学、特にピアジェの学習説を否定しました。

そして、「赤ちゃんは、私たちが考えているほど脆弱ではない。だから赤ちゃんの能力を信じることが大切で、早期教育などは不要である」と強調していました。

この国際シンポジウムでは、赤ちゃん研究の最先端を行く世界の研究者たちが、講演だけでなくパネルディスカッションにも出席し、活発な議論を展開しました。そしてほとんどの研究者に共通していたのが、「大人があれやこれやと刺激を与える教育には反対で、英語教育の早期化にも否定的」ということでした。

赤ちゃんの行動に対する研究はめざましく進んでおり、まったく新しい発達行動学が誕生しようとしています。今後、3Dの超音波診断装置などの機器が進歩してくると、わからないことの多い胎児の運動についてもさまざまなことが解明されていくでしょう。

これは逆にいえば、現段階ではまだまだ未知の領域が多いということであり、「急いで早期教育に走ってもその結果を保証するものはない」ということでもあります。

子どもの発達の基本的な特徴の一つに、「自ら外に向けて働きかける力」を挙げ、これを本章の結論にしたいと思います。私は、何より、子どもの自発的な運動がかなり早くに始まっていることを受けて、少なくともその間は発達を見守るべきだと考えています。

第４章　神経ダーウィニズムと子育て

「細胞死」と「シナプスの過形成と刈り込み」

この章では、二ヶ月革命前後の子どもの脳にどのような変化が起きているのかをみることにします。

第1章で、人間の脳の重さが胎児期から乳幼児期にかけて急激に増加すると述べました。従来の研究者たちは、その間の脳の神経細胞は右肩上がりに増殖していくと考えていました。ところが、一九七〇年ごろから脳科学が飛躍的な進歩を遂げたおかげで、それを否定するような考えが登場しました。それが「神経細胞の細胞死」と「シナプスの過形成と刈り込み」です。

人間は、母親のお腹の中にいる間、脳の中の神経細胞がある程度死ぬことで生きていくことができます。これが「細胞死（アポトーシス）」です。つまり脳は、神経細胞を増やすだけでなく、数を減らす作業も行っているのです。

「神経細胞が死ぬ」というのは、いったん作られた神経細胞が消失するということです。たとえば、手などが形成されるときにもこのしくみが働いています。胎児の指は、初めはつながって一まとまりになっています。それが成長とともに、指と指の間にあった組織が細胞死によって消え、一本一本の指として独立して働くようになります。サルなどでも、脳の神経細胞は受精後間もなく急速に増加し、その後、約半分にまで数を減らして生まれてきます。

もう一つの「シナプスの過形成と刈り込み」というのは、主として生まれた後で起こります。前にも述べたとおり、シナプスは神経細胞同士の結合部分のことです。そのシナプスを必要以上に形成することが過形成であり、シナプスの数を減らすことが刈り込みです。「シナプスの数を減らす」というのは、神経細胞がなくなるという意味ではなく、神経細胞を結んでいるいわゆる神経回路が減り、情報伝達が行なわれなくなるということです。この現象は、あらかじめ遺伝子にプログラムされている「神経細胞の細胞死」と違って、遺伝的なものだけでなく、「学習」などの影響も受けて起きると、現段階では考えられています。シナプスは胎児のうちから大量に形成されていきますが、ある時期から数を減らし始め、最終的に大人と同じ数になるように調整されるのです。

では刈り込みにおいては、どのようにして「残すシナプス」と「消し去るシナプス」が決められるのでしょうか。そのメカニズムを述べていきます。

神経ダーウィニズム——神経細胞の生き残り競争

神経生物学者のJ・P・シャンジューと、ノーベル医学・生理学賞を受賞した生化学者のG・M・エーデルマン博士は、「神経細胞の細胞死」や「シナプスの過形成と刈り込み」について、「神経ダーウィニズム」という仮説を提唱しました。

神経ダーウィニズムの名称は、『種の起源』を発表した生物学者C・ダーウィンに由来しています。

たとえば、ある筋肉が二つのシナプスを通じて神経と結びついているとします。そのうち一方のシナプスを通じてのみ電気刺激を与え続けると、そのシナプスは強化されますが、使われなかったもう一方のシナプスは消失してしまうという現象が起こります。このように神経をめぐる優勝劣敗の自然淘汰を「神経ダーウィニズム」と呼びます。

筋肉が一つのシナプスだけを通して神経と結びつくようになると、複数のシナプスを介しているよりも伝達に混乱がなく運動はスムーズになります。シナプスそのものが数を減らすことで、逆に神経回路としては「無駄のない効率的なもの」になっていくからです。そのためには、実験で使われた電気刺激のような、何らかの刺激が必要なのです。

また、神経回路網が作られるとき、一度にではなく段階を踏んで完成した形になる場合があります。その場合、次の二段階のプロセスを経て調整されながら、成熟した精巧な神経回路へと発達していきます。

第一のプロセスは、「神経活動非依存性」のもので、胎児期に起こります。外部からの刺激や学習などという神経活動には関係なく、無駄な回路が削られていく段階です。つまり、外的

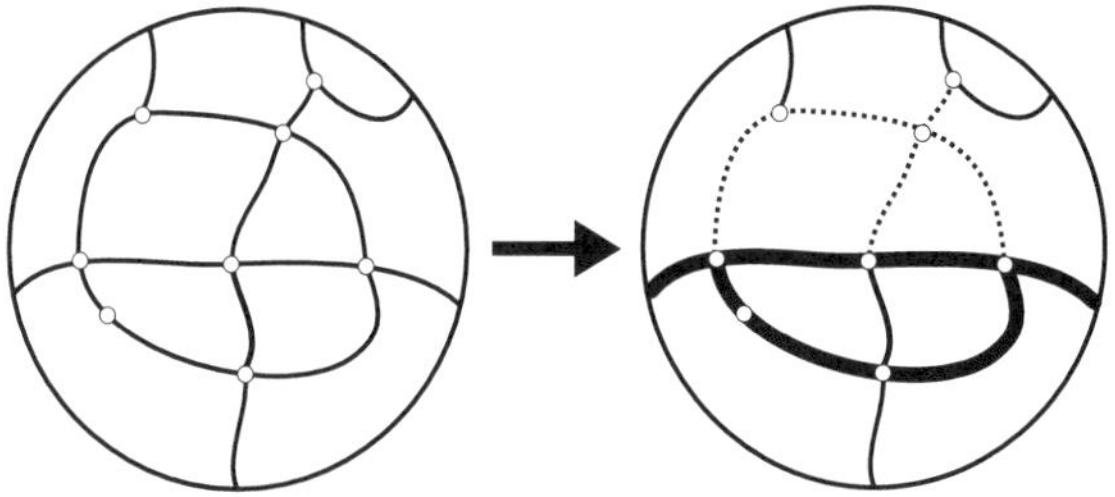

■経験的選択
神経回路が作り替えられることはないが、行動の結果として神経回路の一部が強化され、使用されなかった回路はつながりが弱まる。
(『最新科学論シリーズ――最新脳科学』　学研
資料／Gerald M.Edelman, Bright Air,Brilliant Fire〈1992〉より)

な影響を受けないもので、遺伝子によって生得的にプログラムされているのです。

第二のプロセスは、「神経活動依存性」のもので、生まれた後に見られるものです。神経活動という外からの刺激を受けた神経系が活動することで、神経細胞が性質を変化させたり神経回路が再構築されたりします。

そしてこの第二のプロセスが、「環境に対する適応過程」と考えられ、中枢神経や末梢神経のほとんどすべての場所で起こります。また、サルの実験では大脳新皮質のいろいろな部分で同時に起こることが発見されました[2]。

ところで余計に作って減らすというのは何やら非効率的だと思われるかもしれませ

ん。しかしこれには、非常に重要な意味があります。

それは、一種の「保証」と考えられます。つまり、代用品やスペアのような神経回路の存在です。

仮に、脳にある中枢神経に何らかの障害が起きたとします。このとき、早くに完成してしまっている機能に打撃が与えられたとすると、障害の程度はひどくなり、後になって完成するものの場合ほど障害の程度は小さくてすみます。

シナプスの刈り込みが完成し、ネットワークができあがった状態では、ダメージを受けたもののかわりをするシナプスがないので、必然的に、残ったシナプスをフル稼働させて、刺激を伝達させなければなりません。一方、シナプスの刈り込みの終わっていない回路ならば、まだ使われていないシナプスが存在しているので、もし何らかのダメージを受けたシナプスがあったとしても、そのシナプスのかわりがあらわれる可能性が残っているということです。

自然な発達を無視した過度な刺激は危険

このようにあらかじめシナプスを多めに用意しておき、不要になった段階で適当に刈り込み、回路を円滑に運営するというシステムは、人間の脳の発達にとって好ましいことです。

そしてそのためには適当な刺激が必要だということで、子どもの能力を伸ばすために多くの刺激を与えることが豊かな育児環境であると、疑いもなく唱えられるようになりました。乳幼児への教育だけでなく、障害児へのリハビリテーションにおいても、環境からの刺激や学習をどんどん与えることで新しい神経回路網が作られる、というのが定説となりました。

ところが近年になって、あまりにいろいろな刺激を与えることが疑問視され始め、この説は少し雲行きが怪しくなってきました。刺激が強すぎることによって、本来バランスよく行われるはずのシナプスの刈り込みに支障をきたし、子どもの脳に悪い結果をもたらすのではないかという懸念が、専門家の間で広がっているのです。

たとえば、最近よく話題になる「注意欠陥多動性障害（ＡＤＨＤ）」を例に考えてみましょう。ＡＤＨＤは、年齢にそぐわない注意力の欠如、集中困難、多動、落ち着きのなさ、衝動性がみられる障害で、前頭葉の働きの低下が原因で起こるのではないかと考えられています。

第３章で紹介したシナプスを研究しているハッテンロッカーは、この障害とシナプスの刈り込みとの関連に注目し始めています。彼は、ＡＤＨＤの患者のシナプスは、健常児より多いのではないかと考えています。そのために情報処理に混乱が起きているのではないかというのです。たしかに私が、臨床で目にするこうした患者の印象は、ハッテンロッカーの主張を裏づけているように思います。

動物実験でも同じような報告があります。嫌がるサルに強制的に物を握らせ続けると、脳の聴覚野や視覚野の配列がガタガタに乱れてしまうのです。

二〇世紀の人々の、発達に対する考え方そのものが右肩上がりだったために、常に子どもの発達成長はポジティブなものとされ、それを育むことは正しいことと誰もが疑いもなく思い込んできました。だから、学習という好ましいはずの刺激がマイナスの要素をもっているという論理は、人々にとってなかなか受け入れにくいもののようです。

しかし、専門家たちが始めた注意欠陥や多動性障害の研究は、従来の発達論に対して疑問を投げかけていて、無視できないところまできているのです。

失われた能力と生きていくための能力

先ほど述べたように、ヒトの脳のシナプスの過形成と刈り込みには、遺伝的な要因と環境などによる後天的な要因があります。そして、その二つの要因の比率は、実は生物によって異なります。

昆虫の脳などは、生まれた瞬間に完成していて、その後あまり変化することがなく、学習による発達はほとんどありません。しかし、人間は誕生時には脳が未完成で、その後の学習や経験によって発達、変化していくのです。

人間の脳が、昆虫のように遺伝によって定められたプログラムだけで機能するとしたら、高度な文明を築くことは難しかったでしょう。逆に脳が経験だけで発達するのであれば、刺激が不充分な環境のもとでは、脳の機能が充分に発達できないことも予想されます。

人間は、ベースとなる遺伝的な基礎の上に、経験を絡ませながら脳を変化、発達させることができます。そして、経験や学習によって得たものを、教育や文化にまで高め、次世代に残していくのです。

とはいえ、これまでみてきたように、私たち人間がもつ能力のうち、どれが遺伝的にプログラムされていて、どれが外からの刺激を受けて獲得してきたものなのかの区分は難しいことです。

たとえば私たち日本人は、「r」と「l」の音《おん》が聞きわけられないといわれています。幼児のころには聞きわける能力をもっていながら、日本語で会話する環境ではあまり使われないため、この能力が失われていったのです。

時折、この「r」と「l」の聞きわけができるうちに外国語を教育すべきだと、ことさらに主張する人々がいます。しかし、この「失われた能力」がその子にとって本当に必要なものだったのか、と考えてみましょう。確かに、子どもが環境と刺激によって思わぬ能力を身につけるのは事実です。ただ、そのことにとらわれすぎてしまうと、子どもの全般的な成長、発達に、かえって良くない結果を招いてしまうこともありえます。

特に赤ちゃんは、生得的なプログラムをベースに日々生きていくための基本的な能力を身につけ、順々に発達しているのです。胎教や早期教育などで負担になりかねない刺激を与えると、かえってマイナスになることもあるのです。

「見守り」とは、観察と準備

思えば、子どもを取り巻く今日の環境は、明らかに刺激が過剰だと言わざるをえないような状況です。ありあまるほどの玩具、テレビだけでなくゲームやビデオ。それらのいずれもが赤ちゃんの興味をひきつけるに充分な力をもっており、一度ひきつけられたらやめるのは困難です。そんなものが身近にいっぱいあります。

その上、「良いものは何でも与えよう」と言って、親が学習教材を山のように積み上げている状況をみれば、ハッテンロッカーの主張は的を射ていると思わざるをえません。

できるかぎり多くの能力を伸ばしてやろうと、ピアノやサッカー、スイミング、習字などの教室に幼児期から通わされているある小学生は、燃え尽きたような表情をして、チック症状を起こしていました。親の話を聞いていて私は、「努力すれば何でもできると考えることは、むしろ子どもにとって重圧になることもある。少し立ち止まって考えたほうがよいのではないだろうか」と思いました。

子どもを「見る」ということは、子どもの行動をある程度冷静に「観察」し、いつでも手を貸せるように「準備」しながらも、子どもの自由な行動を促進させることです。つまり「見守る」ということです。そして、失敗したときは励まし、うまくいったときには思いきり誉めて、やる気を出させるということだと思います。

一日中、子どもと遊んだことがありますか？　私の経験では、そんなとき、えてして怒ってばかりいたような気がします。

子どもを叱ることはいくらでもできます。観察などしなくても、自分の基準に合わなければ感情一つで怒ればいいからです。しかし誉めるのは、相手を見て、きちんと「観察」していなければできません。ですから「見守る」ことが重要なのです。

子どもがその能力を伸ばすのは、脳に情報を詰め込んだときよりも、うまく誉められてやる気が出てきたときです。一日かかって息子がたった一匹のアジを釣り上げたときの誇らしそうな顔を、私は今でも覚えています。人に認められ、誉められることは、子どもの成長には不可欠です。人に誉められたいという気持ちは、私たち大人とておそらく同じだと思います。

親にできること、してもいいことは、子どもの様子をじっと観察し、子どもが一つのことを成し遂げたときにうまく誉めてあげることです。もちろんそれは、母親でも父親でもいいし、他の家族でもいいことです。というよりも、周囲のみんなが協力し合って行うことです。

私は、子どもの脳に刺激を与えて「賢くなった」と喜ぶよりも、自分の子どもを見て、彼らが何を望み、どのようなときに達成感を感じているのかを汲み取り対応することのほうが、よほど楽しく充実した子育てだと思います。

子どもがありのままに幸せであるために

早期教育や超早期教育を支持する母親たちが、生まれて間もない赤ちゃんに、外国語の音声が流れるビデオを見せているという話をよく聞きます。

できるだけ早く、良い環境を作って学ばせようという考えには、あえて反対する者も少なく、世の親にはとても納得しやすいことであるだけに、このような育児・教育グッズがあっという間に家庭に入り込みました。

「脳科学」の流行がそれにさらなる拍車をかけ、「育脳」や「脳にやさしい」などという言葉が、あちらこちらで聞かれるようになりました。

私も、日本赤ちゃん学会を創設し、「育児に脳科学を」と主張した手前、大きな責任を感じています。しかし、真意は、「まだまだ育児や教育に直接的に役立つほどの成果を脳科学の分野は上げておらず、未解明のことばかりであるから、そのことをまず知ってほしい。その上で、赤ちゃんの解明に脳科学を積極的に取り入れていくことが重要であり、脳科学者と教育、あるいは育児の現場との交流をもっと積極的にしたい」ということです。決して「脳科学者の言うことを鵜呑みにせよ」と言っているのではありません。なぜなら現実に、早期教育の有効性を支持するような証拠は、脳科学者からはほとんど示されていないといっても過言ではないからです。

しかしそうはいっても、脳科学は着実に進歩していて、いくつかの新しい知見を提供してくれています。

先に述べたように、「シナプスの過形成と刈り込み」での刈り込み不足もその一つで、無条件に取り入れられている早期教育に疑問を呈するもののように私には思えました。「無駄なシナプスをバランスよく削りながら成長する脳」というコンセプトは、何でもかんでも刺激すればするほど成長する、という従来の考え方に警鐘を鳴らすように思えたのです。

たとえば障害児の訓練では、科学的な検証が少ない段階から早期訓練が取り入れられてしまったために、やがて早期訓練の見直しが言われるようになり、今ではその効果に疑問が投げかけられています。それだけでなく、障害を受容し、社会の中で共生することの重要性が叫ばれ始めています。

赤ちゃんの早期教育が、何を目的になされているのかを考えたとき、「少しでも他の子どもより賢くなってほしい、すぐれた能力を発揮してほしい」というのではどんなものでしょうか。

そうしたい親の気持ちをまったく理解できないわけではありません。しかし、人よりすぐれてほしい、能力がすぐれているほうが素晴らしいという競争主義的な考えは、「そうでない子はダメ」という、偏見や差別意識につながりかねません。また、障害をもったままでも幸せに暮らせる、あるいは暮らすべきだという、障害児（者）の社会的ノーマライゼーションという観点からみても、それには賛成できかねます。

二〇〇二年、ＮＨＫで『奇跡の詩人』という番組が流され、言葉も発せらないほど重度の障害児が素晴らしい詩を書いている、と賛美されました。その後、真偽やその訓練方法の是非について多くの意見がＮＨＫによせられたと言います。

しかし、私が思うには、重度の障害児が詩を書いたからといって、それを「奇跡」だとするその姿勢のほうが問題なのではないでしょうか。障害をもった子どもが訓練の結果で詩を書けた、だから素晴らしい、というのであれば、努力をしても詩も書けず、言葉も発することができない障害児は素晴らしくない、ということにもなりかねないからです。

どんな障害をもった子どもでも、あるいはのんびりした子どもでも、ありのままに人生を幸せに送ることができれば、それこそが素晴らしいことであると私は思うのです。

第5章　テレビと育児

本章では、子どもの言語獲得とテレビやビデオとの関わりをみてみましょう。メディアと教育というと、メディアが提供する情報の質や内容を判断したり、メディアを利用して情報を発信したりする能力を育てるメディアリテラシーのことがよく取り上げられますが、ここでは、メディアが子どもの脳の働きや言語獲得にどのような影響を与えるかについて考えます。

テレビが子どもに与える影響

現役の保育士などから「テレビゲームをしている子が驚くほど多い」「今の子どもの遊びはこれまでとまったく違う」といった話をよく聞くようになりました。子どもたちとメディアの関係は大きく変化し、海外だけでなく、日本でも関心が高まりつつあります。

育児におけるテレビの弊害については、今のところ、大きくわけて二つあると私は思っています。

第一は、てんかんや視力低下など、テレビの視聴による「健康的被害」です。

一九九七年、人気テレビアニメのあるシーンが、視聴していた一部の子どもたちに体調異常を引き起こすという騒動がありました。これについて厚生省（現厚生労働省）では、人気アニメで問題になったのは、閃光や光の点滅で発作が起こる「光感受性発作」であり、「発作誘因として画面のちらつき、図形の変化といった光の感受性の異常、図画面上の物体を追う眼球の動きなどが考えられる」と発表しています[10]。

また、「１９７０年にテレビ視聴中に発作を起こす患者が増加しているという報告が紹介されたことを契機として、１９８１年にはテレビゲームによって誘発された可能性のある発作症例が散発的に英米の医学誌に報告されるようになった。我が国においては、１９８７年にてんかん学会において発作症例が報告されている」と、早くからテレビの有害性が認められていたと述べています[10]。

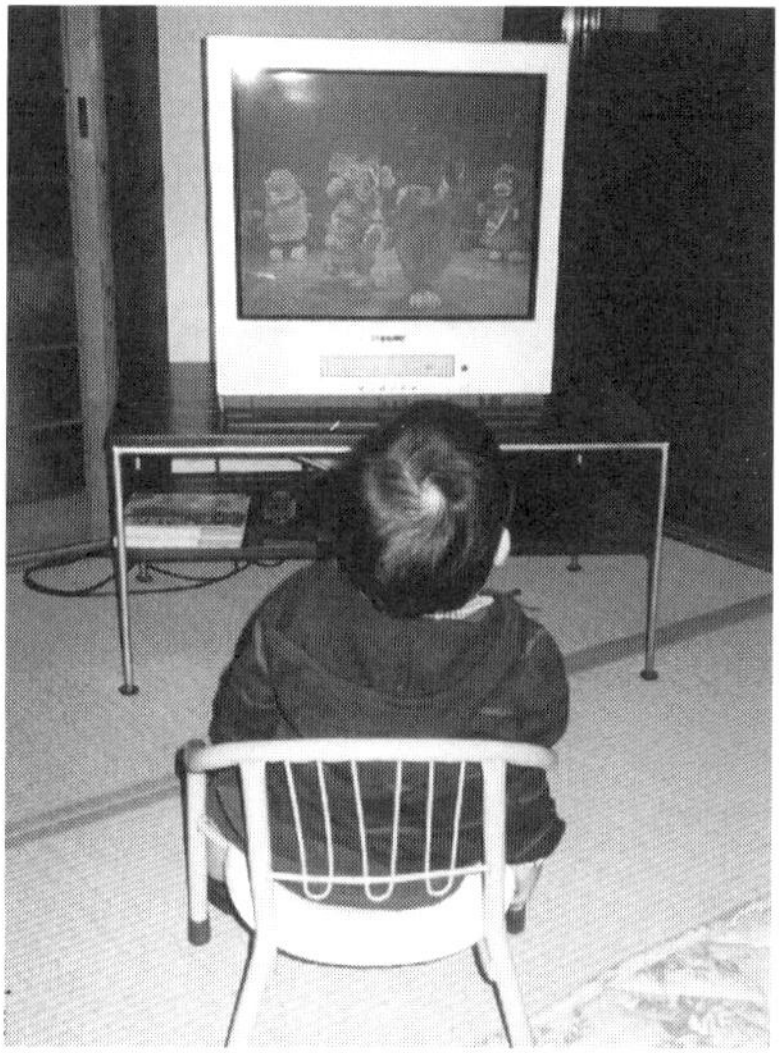

１日に６～７時間もテレビを見る子どももいる。

第二の影響として挙げられるのは、最近、特に現場の教師が口にする「言葉が遅れている」「目線を合わせない」「情緒が希薄だ」「他人から与えられたことしかできない」といった、情緒面での変化です。

第一の健康面への被害は、影響が特定しやすいだけに海外でも研究や議論が盛んです。一方、第二の情緒面の変化や言葉への影響については、今のところ専門家による研究は極めて少なく、また意見がまとまっていないのが現状です。

そこで本章では、後者の、低年齢児に起きている情緒と言葉の変化を取り上げてみたいと思います。これまで取り上げてきた、早くたくさんの言葉を習得させようとする早期教育の是非ではなく、まったく逆のケースである「言葉の遅い子どもの増加」を考察することにしましょう。

言葉の遅い子、評論家のような子

最近、母親たちと話していて驚くのは、「今の赤ちゃんは、ずいぶん小さなころからテレビを見ているのだな」ということです。それもかなりの長時間にわたっています。

それに伴って、自閉症や脳性麻痺、視聴覚障害などといった器質的な障害を何ら患っていないにもかかわらず、言葉の遅い子どもが増えているように思います。障害をもっていないのに、と書いたのは、その子どもにテレビやビデオを過度に見せることをやめるよう指導した結果、比較的早い段階で言葉が回復するケースがあるためです。

ここで一つお断りしておきたいのは、「テレビの見すぎで子どもが自閉症になる」というような言い方には注意が必要だということです。テレビによる弊害に「言葉の発達の遅れ」が伴うことから、自閉症云々といった話が浮上しているのだと思いますが、言葉の遅れ＝自閉症の症状と考えるのは適切ではありません。自閉症の原因の特定にはいまだ諸説ありますが、脳の器質的な疾患として専門家の間で位置づけられています。「テレビが自閉症を作る」というような使われ方をする場合には、たんに「自閉的な傾向」あるいは「一見自閉症と見間違うような症状」という意味なのです。

さて、本題に入りましょう。

ある日、保健所の育児相談に、子どもの言葉が遅いと相談にやってきた一組の夫婦がいました。子どもの名前は、仮に由香ちゃんとしましょう。三歳の女の子です。両親が言うように、由香ちゃんは「ほとんど会話らしい会話ができない」状態でした。

通常の発達では、三歳くらいになれば、多少の「会話（言葉による意思の伝達）」ができるようになります。由香ちゃんは、人の言うことにはきちんと反応し、意味も理解できていましたが、自分から言葉を発するという点で遅れがみられました。

親の話を聞いてみると、

「由香は生まれて間もないころから、テレビやビデオを毎日六、七時間ほど見ていました」

ということでした。

常識的に考えて、新生児が一日に六時間も七時間もテレビを見ることがあるのかという疑問が湧くと思いますが、首のすわらない子どもでも、つけっぱなしのテレビの前に寝かせられていれば、一日中テレビを見ることは可能です。また、親が赤ちゃんを抱きながらテレビをつけていれば、赤ちゃんはテレビを見ていることになります。そしてその状態が、数ヶ月、あるいは数年続くのです。事実、そういった「テレビに子守をさせる」親が増えています。

そこで私は、由香ちゃんの親に、

「それは良いことだと思いますか?」

と訊ねてみました。すると、

「いつもおとなしく見ているので、由香はテレビに集中しているのだと思います」

と母親が答えたので、私は、

「とにかくテレビを見せることを完全にやめてください」

と伝え、しばらく様子を見ることにしました。

私が「テレビの影響が強すぎるために言葉の遅れがみられるのではないか」と考えたのは、由香ちゃんを見ていると、自閉症とは違うし、知能障害があるとも思えなかったからです。また、由香ちゃんはまだ三歳でしたから、テレビを見ていなくても、他の子から仲間はずれにされることもないと思いました。それで試しにやめてもらったのです。

さて二―三ヶ月たって、「先生、すごい。魔法みたい」と両親が喜んでやってきました。たしかに由香ちゃんに少しずつ言葉が戻ってきていました。

ところで、一九九九年に出版した拙著『これで安心　0歳からの育児』の中で、私は、

おそらくビデオからの一方通行の会話に慣れ、自分から話す機会がほとんどもてなかったせいでしょう。この場合、母親が話を聞いてあげるように指導することで、少しずつ話せるようにはなってきたので、ひと安心しましたが……。

と当時の考えを書きました。たしかに、こうした子どもはテレビを見せることを中断し、周囲との会話を増やすことで言葉を話すようになります。

ところが最近、それだけではいけないのではないか？　と思うようになったのです。

その後の由香ちゃんを見ていて私が気になったのは、「言葉は出るが、自分のことを他人事のように話す」ということでした。言葉を通じて周りの人とコミュニケーションがとれるようになった幼児は、文章の組み立てがうまくなくても、自分の要望や希望を素直な感情として相手に伝えようとします。ところが何時間もテレビを見続けていた由香ちゃんは、まるで評論家

のような第三者的な言い方で自分のことを話すのです。

彼女が私のところへ来るようになってから半年たっても、やはり自分のことを他人事のように話す様子は変わっておらず、「ひょっとすると治ってはいないのではないか」という印象をもち、現在も定期的に診察しています。

パニックの原因は

もう一人、一歳半くらいの男の赤ちゃんの例を挙げましょう。仮に名前を光輝くんとします。光輝くんは、あるときコンビニエンスストアーで泣き叫び、ものすごいパニック状態になって以来、家の外に出られなくなりました。大勢の人、あるいは看板の絵などに恐怖したのかもしれません。

突然母親を叩いたり、噛んだりして、なかなかパニック状態から脱け出すことができないのです。

心配した母親が私のところへ相談にやってきました。話を聞くと、「とにかく他人の顔を見るとパニック状態になるので手がつけられない」とのことでした。

「家から一歩も出られない」ということだったので、私のほうから光輝くんの家に赴くことにしました。光輝くんの家に入ると、各部屋にテレビが置いてあります。母親によれば、「一日中見ている」ということでした。また、部屋はきれいに整頓されているのですが、一人で遊ぶには多すぎるほどの玩具が置いてありました。

私が提案したのは、「光輝くんを少しずつ外に出す」ということでした。まず家の玄関まで出て部屋に戻る。車の中まで入って家に戻る。それができるようになったら、車に乗って家の周りをグルリと一周してまた家に帰る。しばらくして車に乗るのに慣れたら、私のいる病院の玄関まで来て家に帰る。病院の診察室の前まで来て帰る。

このように、少しずつ外に連れ出しながら、同時に最低限のもの以外は玩具を隠して、テレビを消し、できるだけ母親が一緒に遊ぶように勧めました。

すると半年ほどで光輝くんの様子がガラリと変わり、母親と一緒に診察室に入ってこられるようになりました。

光輝くんは徐々に落ち着きを取り戻し、家ではパニックになることが減り、母親との会話も増えました。保育園にも通えるようになり、保育士と遊べるようになりました。さすがにコンビニにだけは入ろうとはしませんが、前を通るだけならばパニックにはならないようです。

光輝くんのパニック状態の原因を、テレビとの因果関係だけで判断することはできません。しかし、テレビやビデオを一日何時間も見続けている様子を聞いただけでも、他人とのコミュニケーションが希薄であったという推測はできます。

そして、何も光輝くんだけが特別というわけではありません。私たちの生活の中にはテレビがすっかり浸透し、朝から晩までテレビに子どもの面倒をみさせているような人までいるわけです。乳幼児や児童を対象とした、朝の挨拶、服の着替え、歯磨きなどを指導してくれるビデオもあります。

今日、育児の中に入り込んでくるテレビやビデオの存在はとても大きなものです。私たちには、このような状況下での子どもとメディアの関係を考えていく必要があると思うのです。

なぜ赤ちゃんはテレビに興味を示すのか

先ほどの由香ちゃんは、生後間もないころからテレビをよく見ていたということでしたが、それでは赤ちゃんがテレビに集中しているように見えるのはなぜなのでしょう。

赤ちゃんの目と脳は生まれたときから機能していて、物をちゃんと見わける能力をもっています。

東京大学で生物物理学を研究している多賀厳太郎氏と私は、生後一―三ヶ月の赤ちゃんの「視覚システム」の実験を行いました。このような赤ちゃんを被験者とした実験は非常に難しいものでしたが、赤ちゃんの視覚が生後三ヶ月間で劇的に変化することがわかりました。その実験を簡単に紹介します。

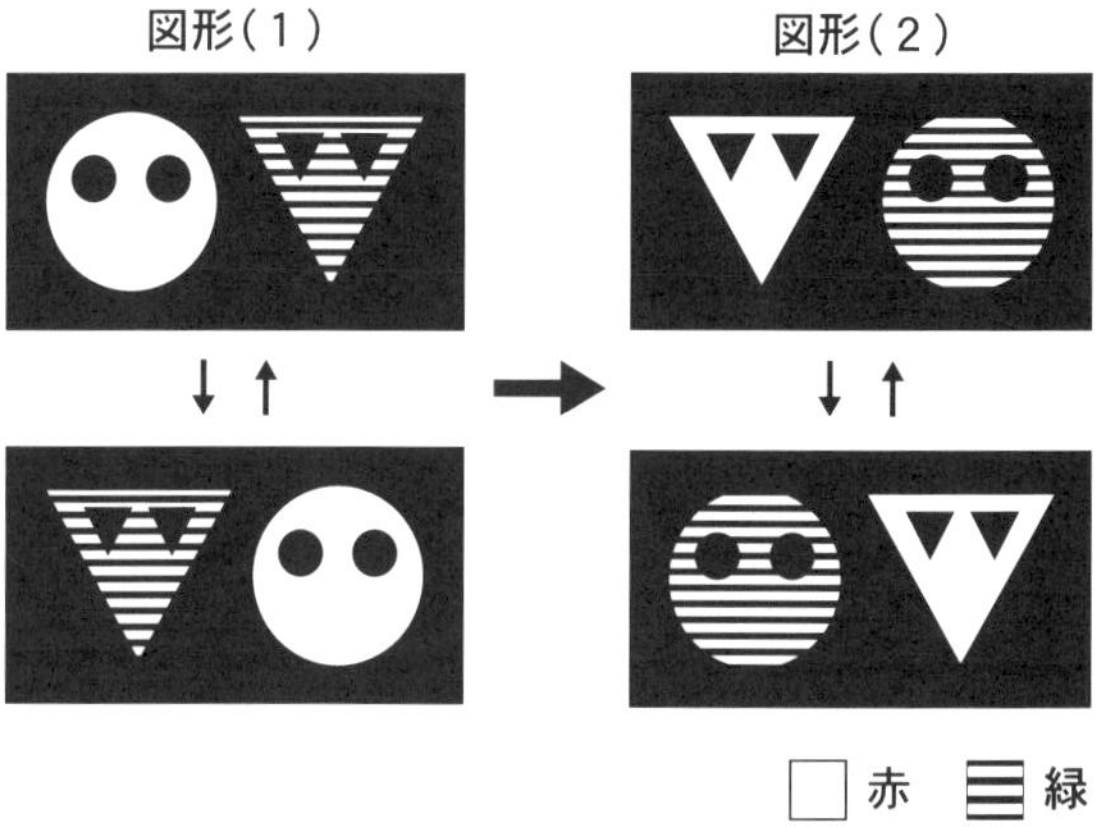

■実験に用いられた視覚刺激の図形
(『脳と身体の動的デザイン』多賀厳太郎著　金子書房より改変)

私たちは、コンピューターの画面上に、ヒトの顔のような図形を比較できるように並べて、赤ちゃんに見せ、彼らがどのように反応するかを調べてみました。上の図を見てください。

まずコンピューター画面に、○と▽でできた人の顔を作ります。図形⑴は、○は赤色で、▽は緑色で示しました。赤ちゃんが図形をじっと見始めてから目をそらすまでを一回と数え、赤ちゃんがよそ見をしている間に、○と▽の位置を入れ替えます。このような実験を繰り返すと、赤ちゃんは慣れてきて注視時間が減っていきます。

そこで今度は、色と形の組み合わせを入れ替えた⑵の図形を見せました。⑵の図形は、○が緑色で、▽は赤色です。そして、再び注視時間を観察します。

この実験の際、赤ちゃんの眼球がどのように動くのかということも同時に観察、分析しましたが、次のようなことがわかってきました。

生後一ヶ月の赤ちゃんは、色と形の組み合わせを変えた図形全体を見ていて、比較的早くに飽きて目をそらします。

三ヶ月の赤ちゃんは、「サッカード」と呼ばれる急に視線を動かす目の運動ができるので、左右の図形を何度も見比べるようになります。ただ、三ヶ月の赤ちゃんも、一ヶ月の赤ちゃん同様、早くに飽きてしまいます。

ところが、その中間の二ヶ月の赤ちゃんは、目の前にあるものに焦点を合わせると、そのままじっと見続けていることがわかりました。

生後二ヶ月の視覚行動というのは、刺激の一部に注意が向くとそれをじっと見てしまう、「強制注視」という状態にあるのではないかと、私と多賀氏らは考えました。第3章で述べた生後二ヶ月革命の一つとして、この時期に視覚システムにも大きな変化が起きているのではないかと考えられます。

実験では静止している画像を使いました。しかし、実際のテレビ画面はめまぐるしく動いています。赤ちゃんは頻繁に動くものを好む傾向があり、テレビの他にもガラガラや回る玩具をよく見つめます。しかも、テレビからは激しい音も聞こえます。

ですから、注視時間の長い生後二ヶ月前後の赤ちゃんが、長時間テレビを見る状況に置かれると、何時間でも「見てしまう」のです。赤ちゃんは自分で「見る」「見ない」の判断ができないので、由香ちゃんのように六時間でも七時間でも見続ける可能性もあります。こうして、テレビを見続けることが習慣となってしまうのです。

母親からすると、それが「集中力がついた」「興味をもっている」ようにみえるのでしょうが、決してそうではないのです。

動きを制限された状態でいること

テレビなどによって赤ちゃんに異変が起きるのは、乳幼児が自分で場所を自由に移動できる状態にないこととも関係があるようです。

現在、東京大学でコミュニケーション論を教えている橋元良明教授が紹介しているネコの実験を要約してみます。(11)

それによれば、R・ヘルドとA・ヘインという研究者は、八週間から一二週間にわたって、二四一組にして八組の仔ネコをずっと暗室で飼育し続け、一日三時間だけ、次ページの図のような特殊な実験装置の中に入れました。各組の仔ネコは、二つのグループにわけられました。

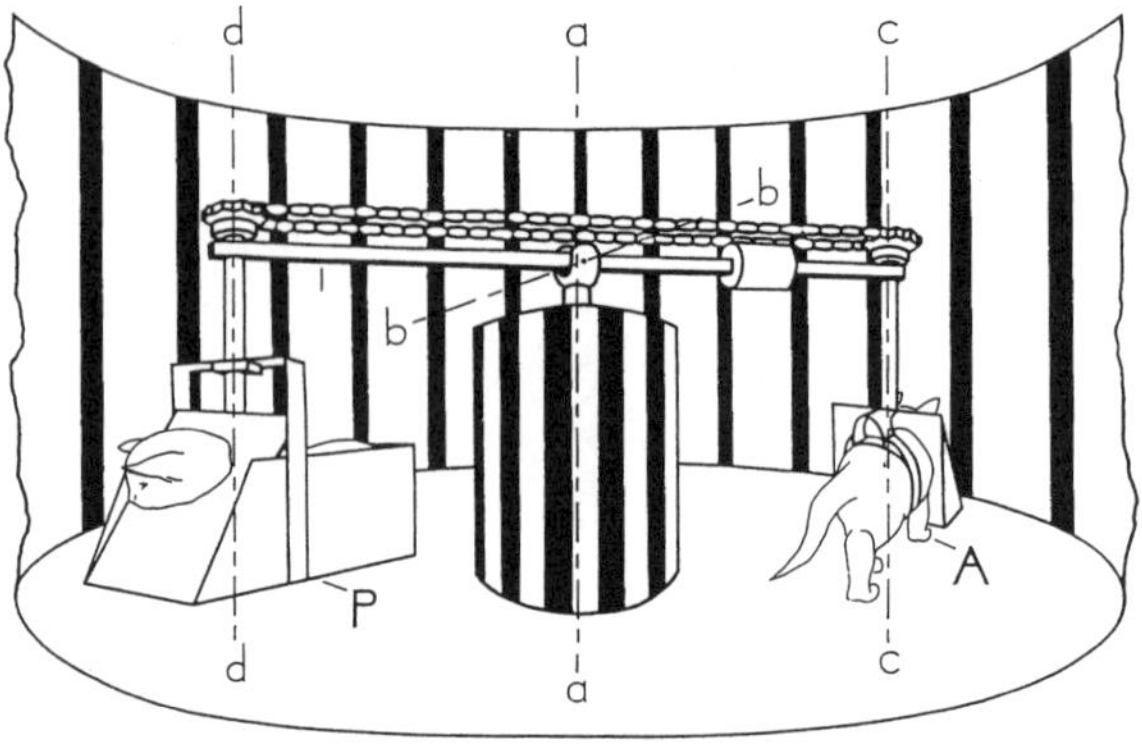

■自由なネコと不自由なネコの実験（Held & Hein, Journal of Comparative and Physiological Psychology, 1963より）

第一のグループは、自分の運動で円形の舞台が回転し、目で見る環境が変化する「自由なネコ（A）」です〈橋元氏の論文中では、「能動群（A）」〉。

第二のグループは、舞台上の箱に乗せられた「不自由なネコ（B）」〈橋元氏のいう「受動群（P）」〉です。「自由なネコ（A）」によって勝手に舞台が動かされるので、「不自由なネコ（B）」は自分の四肢の動きと無関係に視覚環境が変化することになります。この装置の中に置かれる時間と視覚環境については、両グループともまったく同じ状況にあります。

実験の結果、「自由なネコ（A）」と「不自由なネコ（B）」はどうなったでしょうか。

自分の意思で動くことのできる「自由なネコ（A）」の行動に、特に異常はみられませんでした。

しかし、「不自由なネコ（B）」には明らかな異常がみられました。

たとえば、深さの違う底のある台を作ってネコをその上に置くと、「自由なネコ（A）」はほぼすべてが浅いほうに降りるのですが、「不自由なネコ（B）」は降りる側が一定せず、普通のネコのように深いほうを避けるという行動がほとんどみられませんでした。

また、抱きかかえてテーブルに近づけても、「不自由なネコ（B）」は、その上に前肢を置こうとはしませんでした。

自分の意思に関係なく異常な状況に置かれた仔ネコは、通常の環境に戻されても、動きに不自然さがみられたわけです。これは、あくまでも仔ネコの実験ですが、置かれた状況を自分では変えられない状態にある赤ちゃんにも、同じような現象が起こる可能性があるのではないかと推測されます。

赤ちゃんは、画面の変化を認知するだけの能力をもっています。しかし、意味などわかっていません。そんな赤ちゃんに長時間テレビを見せることは、やはりいいこととは思えません。なぜならそれが「受け取るだけの刺激」だからです。

「テレビって悪いのですか」と言う親

赤ちゃんがテレビを見始める時期を調査した日立家庭教育研究所の土谷みち子さんは、テレビやビデオの影響は、一九九〇年代後半から出始めたのではないかと言っています。私も臨床医として、同じころからテレビに対する親たちの感覚に違和感を感じていました。

九〇年代の終わりというのは、団塊の世代を親にもつ人たちが出産を迎えた時期にあたります。この人たちは、生まれたころからテレビが家の中にあり、テレビやビデオを異質なものとしてとらえず、絶えず画像や音が流れ続けていることにも抵抗を感じない世代です。

今から一〇―一五年くらい前は、私が「テレビに子守をさせないで」と母親たちに注意を促すと、親の側にも「子育てをさぼるためにテレビを見せているかもしれない」という罪悪感がありました。

しかしここ数年、「テレビって悪いのですか?」という親が増えたことに驚きます。「子どもが喜んで見ているのだから」「一生懸命見ているので集中力が身につきます」と、あたかも教育やしつけの一環としてテレビの視聴をとらえているようなのです。中には、「赤ちゃん番組や育児ビデオなら内容も吟味されているし、繰り返し見せても悪くない」と信じて疑わない母親もいます。

私たちが常識と考えている育児の範疇を、今の親たちはいとも簡単に超えているようです。もう一度、橋元良明氏の論文を見てみましょう。

> 一方で、音声刺激と視覚刺激が機械装置から同時に呈示されたばあい、乳児は視覚刺激の方を優先的に反応する（Hayes and Birnbaum, 1980）。実際、先のＮＨＫの調査結果によれば、一歳未満の乳児は、テレビを見ても「画面だけに関心」を示すのである。その理由の一つとして、機器に相互行為性が見られないことがあげられるかもしれない。つまり、新生児は人の語りかけに同期して手足を動かす（Condon and Sander, 1974）。語りかけた大人の方も無意識に頷き等の動作で反応する（体動の引き込み現象）。乳児はその過程を通して、自分が人声を聞き取ったことを「確認」するのである。ところが、当然ながらテレビやビデオなどの機器は体動の引き込み現象を生じない。したがって、映像メディアの言語音に対しては、人声に対する反応の優位性は働きにくくなることになる。またその過程には、匂いや温感など、視覚聴覚以外の要素も関係してこよう。[11]（傍点筆者）

子育て経験のある人なら、傍点部分の意味が実感できると思います。これらの相互反応がまさに、言葉を獲得するうえで重要な役割を果たしています。

しかしテレビ画像の場合、赤ちゃんの反応とは無関係に情報だけが垂れ流されるわけです。

そして、視覚と聴覚以外の要素もまったく与えられないわけです。

「テレビを見せ続けることによって言葉が遅くなる」ことを、私はこの章の最初で問題として取り上げました。ではなぜそのことにこだわるのかというと、赤ちゃんの「発声」は、あらかじめ遺伝子でプログラムされていて、適当な時期が来ると始まり、それが言葉の獲得につながるからです。

耳に障害をもって生まれてきた赤ちゃんも、健常児と同じように、「クーイング」と呼ばれる赤ちゃん独特の発声をします。そして、その後に耳からの刺激が与えられないので、通常は声が失われていきます。

言語獲得の過程

では、赤ちゃんがどのような経過を経て言語を獲得するのか、標準的な発達を追ってみます。

赤ちゃんが、あたかも自分の存在を確かめるように指をしゃぶり、手と手を合わせ、足をつかむことは序章でも述べました。

そして生後五ヶ月ごろになると、自分の足を口に入れるようになります。汚いと思いがちですが、よく観察すると、その姿勢はお座りに似ていませんか。もしかすると、これはお座りをするための練習かもしれません。それと前後して、赤ちゃんは自分の周りにある物を頻繁に触ったり舐めたりします。

八―一〇ヶ月ごろになると、赤ちゃんは「手さし」や「指さし」を始めます。たとえば、遠くの物を指さして「とって！」、母親がそばにいると「抱っこして！」、ドアを見ると「連れていって！」というように、言葉が出なくても、指や手を伸ばして意思表示をし始めるようになります。また、人と視線を合わせたり、人が向けた視線のほうへ向いたり、名前を呼ぶと振り向いたりもします。

このころの「指さし」は、赤ちゃんの要求を周りに伝える大事なしぐさです。赤ちゃんが指さした物を見て、親はそこへ連れていったり、「ママよ」とか「ブーブーが走ってるわね」などと言って自然に名称を教えたりします。

次に赤ちゃんは、「バ」「ダ」「ガ」などの破裂音を唇や舌を使って出すようになります。さらに大人から言葉や発音を引き出して真似たり、自分の発声を自分で確かめたりして、破裂音を続けて出すようになります。

赤ちゃんが最初に発する「マンマ、マンマ」「パパパパパパ」「バーバーバーバー」に、親は子どもの言語獲得を実感するものです。これら「繰り返される言葉」が短く切れて、「パパ」「マンマ」など人や物の名前をあらわす「単語」になります。親は、それを「有意語」――意味のある言葉だと理解し、ウンウン（ウンチ）、ちゃぷちゃぷ（風呂）、マンマ（食事）などの簡単な単語を使ったコミュニケーションへと発展するのです。

ここまでの過程は、たいていどの子も同じです。子どもの順調な発達と、親子の相互作用が絡み合って自然と進行していくものです。これら一連の発達過程では、物に触れ、会話を交わすことによって赤ちゃんの興味が助長されていきます。

この過程を、私は、GM運動やハイハイや独歩と併せて「赤ちゃん自らの発達」と考えています。ですから、出生直後から過度に言葉を強制したり、長時間テレビを見せ続けたりする親の話を聞くと、「ではいったい、赤ちゃんはいつ自分の好奇心のままに外界へ働きかけるのだろうか。親の要望に応じて好奇心を調節してしまうのではないか」と疑問に思うのです。それでは親と子のコミュニケーションは生じないのです。そして、そんな状態が続く家庭も少なくありません。このことを私は非常に危険だと感じています。

「語りかけ」には「語り返し」があることが大切

さて、親子でコミュニケーションをとるために「語りかけがいい」と言われて、語りかけをすればそれで情操教育はOKだと思っている親がいます。確かに「語りかけ」は、赤ちゃんが言葉の数を増やし、言葉の組み立てを学習するのに役立ちます。

しかし本来「語りかけ」には、相手からの「語り返しがあること」が前提となっているのです。いくら好きな相手にプロポーズをしても、返事がなければことが先へ進まないのと同じよ

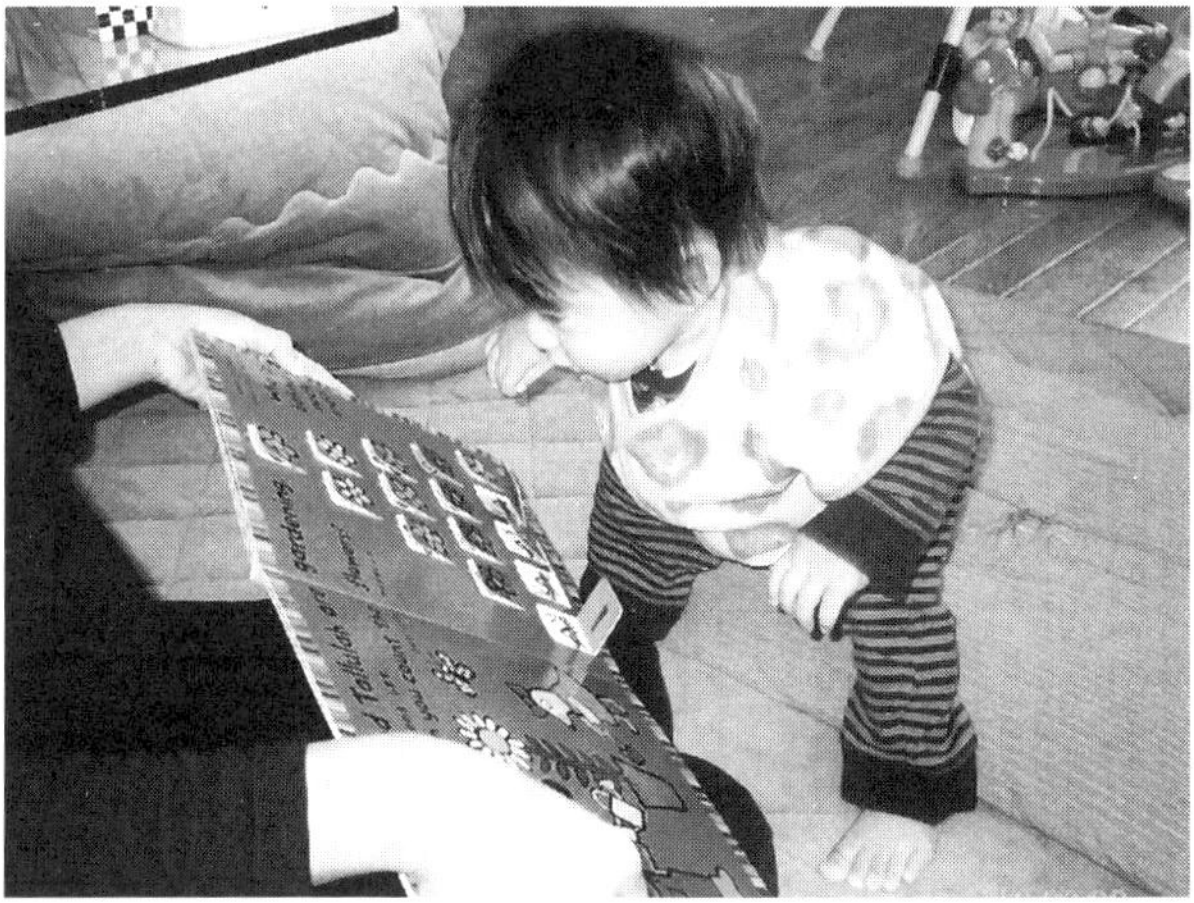

本やオモチャを介して、子どもとどうつき合うか。

うに、いくら語りかけても返事が返ってこないような語りかけでは、それは語りかけとはいえません。

「読み聞かせ」も同じです。ともすると、「何を読むか」「どんな本の評判がいいか」に焦点があたってしまいがちです。しかし「読み聞かせ」の基本的な目的は、本の種類だけではなく、「本を通じて親子が気持ちのやりとりをする」ことにあるのです。

親が本を読む、いろいろな顔をする、声が違う、今日は疲れている、親と同じ気持ちになれた、親はおもしろそうだが僕はいま一つ、などと、子どもが内容の不思議さと同時に人間関係のおもしろさを学ぶのが、読み聞かせ、語りかけだと思います。

私がこの本を読んでいる親に言いたいのは、

語りかけや本の読み聞かせ、玩具を使っての遊びも、赤ちゃんと親が一緒に楽しむためのものであって、大切なことはそれを使いながらどうコミュニケーションをとるかということです。何を使うか、どれだけたくさん使うかはお金さえあればできることです。でもどう使うかは、親や周囲の人々が考え、一緒に遊ばなければ気づくことができません。

玩具だけをもらった赤ちゃんは、親のほうを向かずに玩具だけに熱中してしまうでしょう。おそらくテレビも同じです。親は、玩具を与えるだけの人、テレビを見せるだけの人にはならないでほしいのです。

これからのテレビとのつき合い方

テレビやビデオがこれからの育児にもたらす影響は、今後さらに検証していく必要があります。同時に、テレビやビデオをどう見るかという、私たち見る側の姿勢も問われることになってくるのです。

最近、テレビゲームによる「ゲーム脳」やテレビの視聴が子どもに与える影響を取り扱ったいくつかの報告がなされ、メディアの子どもへの影響は、多方面で大きな問題になりつつあります。「ゲーム脳」とは「ゲームをしていると脳の活動が低下する」というものです。しかし、その研究方法や結論については不充分であると、専門家による批判が相次いでおり、一概にゲームをしていると脳の機能が低下するとはいえないようです。結局この問題も、もう少し整理しなければ、かえって余計な不安を親たちに与えかねません。

確かにこれからの時代、さまざまなメディアとのつき合いが必要なのは間違いないでしょう。ですからその文明の発展とうまくつき合っていくために、これまでのデータを整理し、さらに科学的な研究をしなければなりません。具体的には、

①テレビやビデオは、いつごろからどのくらい見せたらよいのか。
②テレビ、ビデオを見る以外の時間をどのように過ごしたらよいのか。
③子どもにとって良い番組やゲームとはどのようなものであるのか。

などを考えなければなりません。人間は、外部から与えられる情報による受動的な教育と自ら求めて新たな情報を得る能動的な教育のバランスを保ちながら、成長、発達を遂げていく生き物です。

極端に生活の中からテレビを排除したり、逆に生後間もなくからテレビを長時間見せ続けるようなことは避けるべきです。

第6章　育児の目的と目標

イギリスで子育てをする

最後の二章では、二つのテーマから本書の結論を探ってみます。本章では、「大人が育児の目的や目標をもつこと」、第7章では「これまでの発達観（子育て観）を見直し、広い視野で子どもを見ること」、それぞれの必要性について述べます。とはいえ、二つとも簡単にできることではありませんし、すぐに結果が出るものでもありません。ただ、肩の力をぬいて子育てをする手助けにはなるのではないかと思います。

まず本章のテーマ、「育児の目的や目標」について、海外居住者のバイリンガル教育から話を始めましょう。イギリスに在住するMさんの話です。

私は現在、二人の娘（七歳と五歳）と英国に住んでおります。この四月から、夫（日本人）は東京で働き始めましたが、子どもたちの英語環境のため、私は子どもたちとあと数年残るつもりです。私自身もこちらで非常勤ながら教師をしています。在英一二年です。

イギリス生まれの娘たちですが、家庭では日本語環境なので、もちろん最初は日本語でした。上の子は二歳半で現地のナーサリー（保育所）に入り、楽しく遊んではいましたが、ほとんど口をききませんでした。そういう状態が一年続きました。ところがある日突然、英語をそれも単語を並べるのではなく、センテンスとして話し始めました。

このずっと黙っていた時期が、英語を耳で聞いて、自分の中の日本語とは別の引き出しに蓄えていた時期だったのかなと推測します。

一方、妹の場合は違っていました。二歳で姉と同じナーサリーに通い始めましたが、初めから聞いた英単語を真似し、下手でも何でもしゃべりまくっていました。姉がすでに同じ場所にいる安心感からか、おしゃべりで人なつっこい本人の性格のせいからか、言語を獲得していく様子にも個性があることがよくわかりました。

すぐ馴染む、けれどすぐ忘れる？

今度はアメリカ・ウィスコンシン州在住、夫はアメリカ人、四人の男の子をもつCさんの話です。Cさんは四年前まで日本に住んでおり、日本で生まれ育った長男は、「家庭内では英語、外では日本語」という環境で育ちました。次男は日本で生まれ、アメリカ育ちです。

幼稚園に行くまで圧倒的に英語で話していた長男は、幼稚園に通い始めてからあっという間に日本語が増え、その影響で三歳の次男も日本語が多くなりました。しかし渡米してからは、二人とも英語に慣れ、一年後、言語は見事に逆転しました。そのときの様子です。

実は、日本語を忘れるスピードが速かったのは長男より次男でした。アメリカに来た当時、日本語ばかり話していた次男を心配して、私は英語で話しかけをしていました。そのときは、まさかあれだけペラペラしゃべっていた日本語を話せなくなるとは考えませんでした。

二―三ヶ月ほどして、日本に住む私の母と電話で話す次男の日本語が、怪しくなってきました。「ん〜っと」「あのぅ」という曖昧な言葉が増えてきて、半年で単語が出てこなくなりました。

それでも私は、本人たちの英語の習得スピードに目を奪われていて、日本語への危機感はありませんでした。渡米から一年もたつと、日本への四ヶ月間の一時帰国直前には、「日本語で話して」と言っても、ほとんど何も言えないほどまでレベルが落ちていました。日本で過ごしたあとは、再び日本語が盛り返しました。アメリカに戻ってからは、話しかけを日本語にし、読み書きの勉強にも本腰を入れ始めたので、最初の一年ほどひどくはありません。

ひとくちにバイリンガルといっても、母国語と他の言葉の両方を完璧に「読む」「書く」「話す」のは稀なことだといいます。母国語には堪能でも、二つめの言語はそれほど流暢ではない、といったようにです。先ほどのCさんの体験からも、バイリンガル教育の難しさがうかがえます。

一応、日本で「英語」「英会話」教育をしていた身ですが、たしかに行き過ぎの面があると感じたこともあります。良心のない企業の決まり文句「○○すればペラペラになる」に乗せられて、高い教材費や月謝を払っている親も多いのです。

よく、生徒の親に聞かれたのは、「何年通えばペラペラになりますか？」ということでした。私は「子どもが週一時間の授業に一〇年通ったって、〝ペラペラ〟になるのはかなり難しい」と答えていました。

私自身が、日本で「二ヶ国語を話す子ども」を育てていての実感でした。

毎日一緒に生活し、父親が英語のみ、母親（私）も英語に不自由しない環境でさえ、子どもたちの英語力を伸ばすのがいかに大変だったかを考えると、月に四時間でペラペラになれないのは推して知るべし、と言ったところです。

ただ同時に、小さいころ（二、三歳）に英語の発音を真似させると、まだ母国語も確立していないせいか、完璧に近い発音ができます。そういった意味では、小さいうちに英語のリズムや発音に慣れさせるのは良いことだとも思います。ただし、続けないと意味がないと思います。

このように、本人の能力や興味、家族が置かれた環境によって違いはありますが、幼い子どもが複数の言語を習得するには、子どもの発達とのバランスを考えながら根気よく取り組むことが必要です。

言語能力の問題か、会話の質の問題か

ところで、海外で子育てをする親の話に共通しているのは、「言葉はすごく重要だし、読み書き話すができるように教えてはいるけど、要はコミュニケーションの手段の一つ」という考えです。

アメリカ・バージニア州在住のNさんは、三歳になる女の子の母親です。彼女は、

長い間、日本の小学校で教師をし、アメリカでも日本語イマージョンプログラムで小学校教師を一〇年しています。「子どもたちに、いかに日本語を教えるか」という毎日積み重ねてきた工夫が、自分の子どもに言葉を教えるときにも役立っています。何といっても、言葉は、meaningful でなければなりません。バイリンガル、モノリンガルにかかわらず。

と言います。meaningful とは、意味深いとか有意義という意味です。

たとえば私が海外へ出張して驚くのは、海外の学者たちの発言に対する積極的な姿勢です。彼らの多くは複数の言語や民族、宗教、文化の入り交じった国で暮らしています。とにかく自分の意見を言うことによって、相互理解が始まると考えています。つまり、外国語を話すのはコミュニケーションをとる上で重要ですが、「それを使って内容のある話ができるかどうか」でその人の資質が問われるのです。

要は、どこの国の言葉を話そうと、自分なりの意見をもち、自国の文化や習慣に見識や理解があり、一般的な常識をもち合わせていて、世界のことを広く知っていることが重要なのであり、母国語で話せないことは、他国語でも話せないということです。

早期教育を懐疑する三つの理由

さて、極端に偏った早期教育には懐疑的なのが本書の基本的な立場でした。

第一の理由は、科学で解明できたことがあまりにも少なすぎるということ。

第二は、過剰な早期教育が、子どもの限られた時間と脳に負担をかけてしまう可能性が高いと考えるからです。

そして第三は、「親の期待」です。どのようなことであれ、人が他人に対して何かをする場合、それに対する結果や効果を求めます。しかし、胎教や早期教育によって実現すると思っていた、親たちの大きな期待や過大な願望が叶えられなかった場合、その失望感が親子関係にどのような影響を与えるかが心配です。

世界的チェリスト、ヨーヨー・マの姉は、親からヨーヨーと同様にヴァイオリンの早期教育を受けていました。しかしその早期教育が重圧となり、彼女をして「私の幼児期は悲惨であった」と言わしめていることは重要です。

私は、親が子どもに期待をかけ、教育することが悪いとは考えていません。子どもに何も期待しない親はいないと思うからです。しかし、もし本当に子どものことを考えて早期教育をするのであれば、徹底的に考えぬいた教育が必要ではないかと思います。言い換えれば、親が腰を据えて取り組まなければ、「成功」させることは困難だということです。同時に、バランスのとれた教育をするのは難しいということも承知しておかなければならないでしょう。

本章で、海外で暮らす親子の話を取り上げたのは、彼女たちが明確な目的をもって子どもたちと接していると感じたからです。どのような教育方法であれ、将来に対する目的や目標を設定せずに、良いといわれることを人にいわれるまま、過剰に行うことに問題があるのではないでしょうか。

周囲の協力が育児を支える

日本人のPさんは、アメリカ人のご主人とアメリカで暮らしています。Pさんは一歳四ヶ月の娘Lちゃんにメロメロです。

どうして皆さん、小さな子どもに対してカーッとなるんだろう？　小さいから大人と同じようにできなくて当たり前なのに。親の思うとおりに動いてくれないから怒鳴りつける？　叩く？　小さい子どもが服を引っぱり出したから殴る？　私にとってはハテナ？？？の世界です。

この前Lは、ゴムウェストのスカートを頭から一生懸命かぶろうとしてたんです。その姿といったらすごく可愛くて、すぐに父親を呼んできて見せてあげました。そうしたら、やっと頭を通して、首の回りにスカートをつけていました。それでも本人は大喜びで、そのまま玄関へ行って、「バイバイ」と言っていました。もう可愛くて、ギューッと抱っこしちゃいました……

このように、彼女の幸せな育児話は延々と続くわけですが、Pさんはずっと、「育児ノイローゼ」や「幼児虐待」がなぜ起こるのかが理解できませんでした。小さい子どもに対してヒステリックになったり、一人で何もできないからといって子どもを思いっきり叩いたり、無視したり、布団をかぶせるなど、到底信じられないと言います。

あるとき彼女は、「では、どうして自分がこんなにも楽しく幸福感に満たされながら育児ができるのだろうか」と考えるようになりました。そして、あることに気づきました。それは、「周囲の親切と協力が自分を支えている」ということです。

夫は娘のLちゃんが生まれてからも相変わらずやさしく、アメリカの曾祖母と祖父母、日本で暮らすPさんの両親、親戚、職場の同僚、近所の人々に至るまで、誰かが何らかの形でPさんの育児に協力してくれています。ジグソーパズルを完成させるために一つずつピースを埋めていくように、足りないところは誰かがアドバイスして、Lちゃんの成長を一緒に喜んでくれます。このことが自分の育児を支えてくれていたのだ、とPさんは気づきました。

では、次のような状況だとどうでしょう。

会社人間の夫は完全に育児を任せきりにしている。家の中で、話のできない赤ちゃんとだけ向き合っている。保育所に子どもを預けようとしてもパートの稼ぎでは追いつかない。仕事をもっていればいたで、あっという間に育児休暇が明ける。0歳児保育に子どもを預けようとすると「かわいそう」と周囲に言われ、罪悪感すら覚える。

こんなふうに今の母親は、むしろ大変な状況に置かれているといえるかもしれません。そのような中で、本章のテーマである「子育ての目的や目標を設定する」ことは非常に難しいといえるでしょう。「今の日本社会は不安定」だから「生まれてきた子どもがかわいそう」と言って、女性が母親になりたがらない世の中です。そう簡単に「育児の目的や目標」が見つかるはずがない、と思われるかもしれません。ですが、教育の「方法」ばかりがとやかくいわれ、その「目的」についての議論がないことが、現代日本の決定的で最大の問題なのです。もう少し身近なことから子育ての目的や目標を見つけられないかを考えてみましょう。

身近に目標となる人がいること

結論からいうと、その方法とは「親が子どもの手本になる」ことです。親（自分）を目標にするためには、「なぜ親（自分）が目標なのか」「どこを目標にするのか」「子どもは親（自分）のどのような気質を受け継いだのか」など、まず親自身が自分のあり方を立ち止まって考えてみる必要が出てきます。

次に子どもとそれについて話し合ってみます。もしかすると、残念ながら「どう転んでも目標にはならない」という結論に達するかもしれません。必ずしも私たち親は立派な親でなくても良いと思います。大切なのは、親が子どもの良いところを、子どもが親のすぐれた点を理解し合うことです。さらに、両親がたがいに相手を認め合うことも大切です。

一歳七ヶ月の男の子を持つある母親は、こう言います。


親が私にしてくれたしつけを、私も子どもにしようと思いました。特別なことは一つもありませんでしたけど、それ以上の手本はないと思いました。


特にこの数十年、時代は急激に変化しました。年輩者が教えてくれるちょっとした知恵や昔からの伝承も、「時代に合っていない」「今どき古い」といわれて切り捨てられるものがたくさんあります。でも、目上の人を敬う、人と会ったら挨拶をする、物を大切に扱う、人との約束は守る、困った人を助けるといったごく当たり前のことが、子どもの健全な人格を育成するのだと思います。

よく小児科の外来で、子どもをスポーツや習いごとの教室とか学習塾などに通わせることについての相談を受けます。

「この子がサッカーをしたいと言うのですが、サッカースクールに入れたほうが良いでしょうか？」

とか、

「この子がサッカーをしたいと言ったものですから」

と言う母親は少なくありません。

でも待ってほしいのです。子どもが「サッカーをしたい」と言っても、それは親や友人たちと「遊びたい」という意味で言っていることが多いのだと思います。たとえば父親と一緒にサッカーをすることで、ときには父親の偉大さがわかったり、案外へたくそでいっそう父親に親しみをもったりするかもしれません。

私は小さいころ一時期、父とレスリングをして遊んでいました。でも父は絶対に手加減をしません。それが嬉しくて何度も挑戦しました。やがて何年かたって、父にようやく勝ったのです。それは不思議な経験でした。嬉しいような、寂しいような……。そしてそのときからさらに父が好きになりました。

自分の目標となる身近な存在がいることが、こんなにも重要であるのだとそのとき実感しました。親を手本にする、目標にする、と私は書きましたが、それはおそらく親を好きになることだろうと思います。また、母親が父親のことを、父親が母親のことを、子どもに「人生の目標にしなさい」と言えたら、本当に素晴らしい夫婦、家族になるでしょう。

親を目標にするというのは、魔法のような育児観ではないのかもしれません。しかし、焦らず自信をもって、そしてもう少し気楽に子どもと向き合い、地に足のついた育児観を見直すことが、今日もっとも大切なことなのではないでしょうか。

序章でも書きましたが、子育てに自信をなくしている親が増えているようです。そして、他人の言う「情報」に振り回されたり、自分の人生に戸惑いを感じたりして、辛抱強く子どもをみることができなくなっています。

たしかに子どもを育てるということは、なかなか自信のもてることではありません。しかし、たとえ、何らかの理由で子どもを叱った後に親が自分の間違いに気づいたとしても、子どもを思って叱ったことには自信をもつべきで、叱ったこと自体を悔いてむやみに子どもに迎合しないことです。

警察庁の報告では、非行に走った子どもたちの家庭に共通していたのは、「安易に子どもに謝る親」の存在でした。簡単に謝ることは、親への不信と不安を子どもに与えるのだと思います。親は自信をもって、等身大の自分をそのまま子どもにみせればいいのです。

「これからの日本社会は不安定」「生まれてきた子どもがかわいそう」と思う前に、何人もの子どもを育ててきた自分たちの親の明るさやたくましさを、若い親たちが復活させてはどうでしょうか。私たちが親から受けたしつけを次の世代へと受け渡していくのです。

第7章　子どもの発達を幅広く「見る」

反抗期と抱き癖

最後に、「これまでの発達観を見直し、広い視野で子どもを見る」というテーマについて述べ、本書の締めくくりとしたいと思います。

まず初めに、育児においてもっとも難しいと言われる親と子の別れ、つまり「子離れ」について書きます。私も含めて、多くの親はなかなか子離れすることができません。特に、子どもの問題行動に直面することで、より離れづらくなっているようです。

たとえば、二―三歳の子どもをもつ親でこのような経験をしたことはないでしょうか。さっきまでうるさいほど親にまとわりついていた子どもが、突然何かの拍子に、親に向かって「あっちに行ってて！」と怒り出す。親の手を振りきって走り出したかと思えば、仲間のところで遊んでいた子どもが、用もないのに急に戻ってきて甘えたりする。

これは、反抗期の特徴的な行動です。

また、赤ちゃんが泣くたびに母親が赤ちゃんを抱っこする「抱き癖」というものがあります。これは育児相談でもよく寄せられる質問です。一般的な小児科医は、次のように教えると思います。「特に第一子の場合、親は赤ちゃんが泣いたり声を出すたびに抱っこしてしまう。すると赤ちゃんは、休んだり、一人でいるときがなくなってしまう。そのうち赤ちゃんは自分のしたいことがわからなくなって、始終抱っこをねだる癖がついてしまう。だからあまり抱きすぎも良くない」

逆に、「親の愛情は大事だから、抱けるだけ抱いたほうが良い」と言う専門家もいます。

正直にいうと、私はどちらでもいいと思っています。もし抱き癖がついても、それは一過性のもので、子どもが二〇歳になっても親に抱っこを要求することはないし、発達とともに消えていくものだからです。ですから外来での質問には、「親バカで結構、どうぞ抱きたいだけ抱いてください」と言っています。

実は、この「反抗期」と「抱き癖」は、表裏一体の関係にあるのです。

子どもは、親の愛情を確認すると、親から離れ、また広い世界へ飛び出していくことができます。ですから、スキンシップの一つである「抱っこ」は、子どもを自分の従属物とするためではなく、親離れをさせるための手段としても大切なものです。

人間の母子にはもともと距離がある

ここである研究を紹介しましょう。私たち人間と、ニホンザル、チンパンジーの「抱き方」と「親子の距離」について比較した観察です。これは、滋賀県立大学の竹下秀子助教授らとの共同研究によるものです。

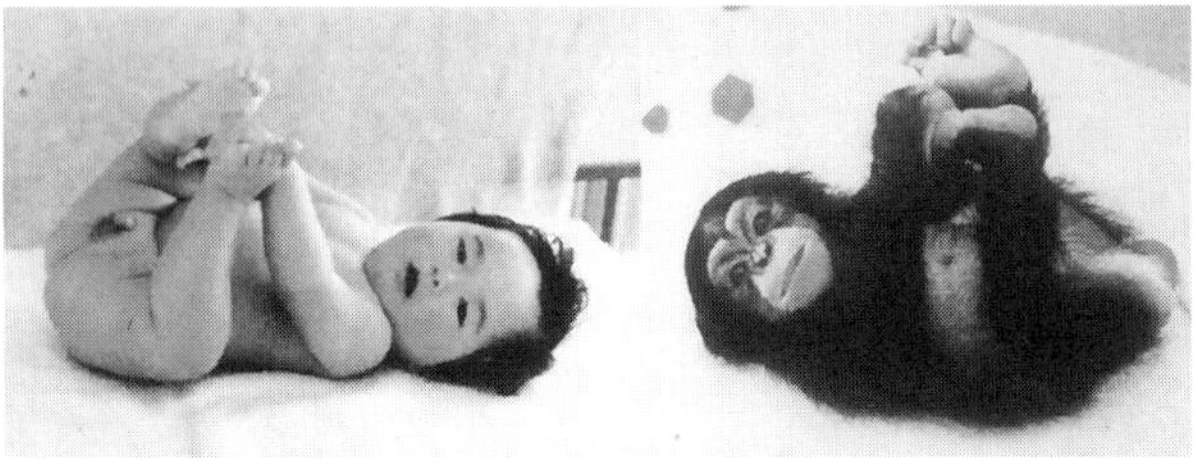

人間とチンパンジーの赤ちゃんの違いは大きい。(写真提供／竹下秀子)

生まれて間もないニホンザルの赤ちゃんを、親ザルはどのようにして抱くかを観察してみると、第3章で紹介したモロー反射や把握反射を使って、赤ちゃんが母親にしがみついていることがわかります。

一方チンパンジーは、母親が子どもを前肢で抱えるか、子どもが母親にしがみつくか、その中間くらいの行動をとります。最後に私たち人間は、親が赤ちゃんの様子を見ながら抱っこします。

三者における決定的な違いは、「抱く」という行為を意識的に行っているのは誰か、という点です。ニホンザルやチンパンジーは、親が抱くというよりも子に抱きつかれている状態です。親が抱かないのは、「意図的に抱く」という行為が未発達だからだと考えられています。

三者の中で、もっとも意識的に赤ちゃんを抱くのは人間です。人間の場合、親が抱かなければ赤ちゃんは放置されたままです。三者を順に並べると、「子が親にしがみつく」から「親が支え、子がぶら下がる」へ、そして「親が抱かない状態では離れている」へと進化しています。ですから人間の場合、親が抱けば距離は縮まり、離せば広がります。つまり、「抱く」行為と「離す」行為、どちらにも育児上の重要な意味があるのです。

またその違いは、第3章で述べた「GM運動」でも顕著にあらわれています。人間の場合と同じように、ニホンザルとチンパンジーの赤ちゃんの仰向けでの全身運動を調べてみると、ニホンザルは前肢、後肢ともに軌跡がでたらめで、もがいているだけでした。そしてチンパンジーでは、母親がそばにいないと安定した軌跡を示さないことがわかりました。

したがって動物にとっての仰向けの姿勢は、親が離れている状態ではかなり不安定で、そのような状況で比較的安定した動きができるのは、人間の赤ちゃんだけともいえるのです。私が抱き癖など気にせず抱きたいだけ抱けばいい、と考えているのは、人間の親と子はもともと離れた状態で存在し、いずれは完全に離れていくものだからなのです。

反抗期の意味

しかし、いくら二〇歳になって抱っこを要求する子どもがいないとはいえ、ずっとベッタリも困りものです。甘えていた子どももいずれ親に反抗する時期を迎えるはずです。

子どもの反抗期は、心理発達の過程で、たいていは二度あるといわれています。一般的に、一度目は二―四歳ごろ（第一次反抗期）、二度目は青年前期あたりです（第二次反抗期）。

二つの反抗期に共通していえるのは、子どもが自立に向かって能力を獲得し、独立心を芽生えさせ、発達の階段を一段上がる時期であるということです。また、二つの時期で程度の差はあるものの、子どもは独立したいと感じる一方で、大人に対する「甘え」の気持ちももっています。「完全に親から離れてしまうのは少し不安な気がする。でも、いつまでも干渉されるのもいや」といったところでしょうか。

もう一つ共通しているのは、子どものこうした変化に大人がついていけず、子どもの行動を「問題行動」と呼んだり、それまでの価値観で関係を維持しようとして混乱を起こし、その結果、子どもとの対立を深めてしまう場合があるということです。

そもそも問題行動というのは、子どもにはこうあってほしいとか、こうあるべきだという親の側の考えと、実際の子どもの考えにズレが生じたときに起こるものです。ですから、まず大人が子どもの行動や発達をどう解釈するかが問題なのです。

「理想的な子どもの発達」と「節目」

第3章の冒頭でも紹介した本田和子さんは、二〇世紀の「子ども観」はどのようなものであったかを、次のように述べています[9]。

私どもは、二〇世紀が、「児童の世紀」という華やかなキャッチフレーズのもとに開幕した経緯を追跡してきた。そして、それが、進化論に立脚した人間観・子ども観を基盤とし、「進化＝進歩＝発達＝善」であることを疑わない向日的な心性に支えられたものであったことにも気付かされている。つまるところ、この世紀が「子ども」に注いだのは、「進歩発達する可能態としての子ども」へのまなざしであり、彼らをめぐる処遇は、その可能性を開花させ、自分たちの望むところ、すなわち、人類進歩への期待を実現化するための、もろもろの対策であったと言えよう。

このように、進化論や優生学に基づく人間の「発達」に対するイメージは、とにもかくにも一直線に上昇し、素晴らしい未来に向かって能力を獲得し、発揮していくのだという単純な思考でした。

なぜ私たちが、子どもの発達に特別な魅力を抱くのかといえば、ちょうど私たちが二〇世紀に経験した高度成長期における発展のように、彼らの「成長」が正比例のグラフや樹木のように上へ上へと一直線に伸びていくものだと思っているからです。またそれが、親にとって都合がよく、親の価値観に添った伸び方だったからです。

もっといえば、親自身の生き方がそうでなかったこと、自分が過去にできなかった（してこなかった）ことを子どもに託すことが、親としての当然の権利のように感じられたからです。だから、与えれば学習する、与えれば吸収するという子ども観が支持されてきたのです。

これが、私たち親が思い描いた「理想的な子どもの発達」です。

ところが発達行動学からみると、一見直線的にみえる子どもの発達にも、多くの「節目」があることがわかります。「節目」を迎えた子どもたちは情動的に不安定で、欲求不満になり、親と喧嘩をしたりします。大人からは、その時期の子どもの状態が停滞や逆戻りのようにもみえます。

ちょうど、第3章で述べた「発達のU字現象」と似たような発達曲線を描くのです。そして、その子その子によって「時期」も「速度」も「度合い」も異なります。これが親にとって、都合の悪いことであり、「問題行動」や「反抗期」なのです。

しかし、大人の思うとおりにならない意見の対立、反抗期など、とても右肩上がりに成長しているとは思えない「問題行動」が、実は子どもの「発達」に欠かせないエネルギー源なのです。ですから、これまでの子ども観で右肩上がりの発達を想像していると、彼らの「問題行動」とのギャップに、親は、そして子どもも、永久に悩まされ続けることになるのです。

では、子どもの「節目」とどう向き合えばよいのでしょうか。

成長のエネルギーとしての「問題行動」

あるとき、第1章でご紹介した小泉英明氏が、脳障害児の教育をしている保育士たちに「子どもたちに言葉が出てくるとき、何か共通した一般的な兆候はあるのでしょうか」と質問したのだそうです。だいたい共通して出た答えが、「問題行動があって、その後に言葉をしゃべる」というものでした。

つまり、周囲の人たちが、子どもたちがステップアップする時期にとり始める行動を「問題行動」ととらえた途端、子どもの気持ちがみえなくなるのではないでしょうか。

というのも、このような話を聞くと私はある言葉を思い出すからです。それは、私が医者として駆け出しだったころ、障害をもつ子どもの親から聞かされた言葉です。

「近ごろ子どもがパニックになることが多く、私の言うことを聞かなくなりました」

続けて彼女は、言いました。

「でもそんなとき、決まって子どもが急に伸びたような気がする。だから私は、子どもが私の言うことを聞かなくなるのを楽しみにしているんです」

障害をもった子どもを産んだ親が、楽観的に子どもの成長を喜んでいるというわけではありません。想像もつかないほどの苦渋を味わっている家族を、私はいくつも見ています。

でも、「パニックの後には子どもが成長しているのがわかるから嬉しい」というこの親の言葉を聞いた私は、「なんて強い母親なんだろう」と彼女のバイタリティーに脱帽しました。彼女は、子どものパニックを発達のための馬力だからと、辛抱強く受け止めていたのです。

前章で紹介したイギリスで子育てをするMさんの言葉に、「言語を獲得していく様子にも個性がある」というものがありました。「問題行動」をも含めた子どもたちの発達の違いを個性という言葉に置き換えるなら、豊かな人格を育むこと、個性を磨くことには親の側の理解が必要不可欠だといえます。その親の理解のあらわれこそ、「子どもを幅広く見る」姿勢なのではないでしょうか。

上へ伸びる喜び、幅を広げる楽しみ

改めて自らの人生を振り返ってみますと、反抗期の峠を越し、学校教育も終え、社会人として独り立ちした後、私たちはどのように「発達」してきたでしょうか。エネルギーに溢れる子どもたちと同じように、未来永劫に成長し続けてきたでしょうか。

私の場合、大学を卒業してこの仕事を始め、いくつかの挫折を経験して、ある程度の方向性が見え始めたときに、ふと「ああ、俺の人生はこのくらいだな」と実感したことがありました。

あきらめたというより、人生の道が見えてきた時期でした。同じように、多くの人が、ある程度の年齢に達した自分に限界を見たり、それを自覚する時期を迎えるのではないかと思います。

たとえば子どもが何か新しい能力を身につけ、与えられた課題を次から次へと吸収していくことは、親にとって楽しみの一つです。しかし、無限に伸びることだけが発達ではないと思います。破竹の勢いで縦に伸びる発達が、ある程度のところへ達したとき（ある人は頭打ちと呼ぶかもしれませんが）、それを「楽しむ」ことが私たち人間にはできるわけです。

前述したように、ヨーヨー・マの姉は、ヨーヨーと同じように音楽の早期教育を施され、結局挫折した苦い経験をもっています。そして今は、小児科医として立派な活動をしながらも、音楽による子どもの総合的な教育を目指す活動にも力を注いでいます。挫折しても立ち直り、自分で解決策を見いだした彼女のようなケースは決して珍しいものではありません。

私も人生の先が見えたと実感したとき、それを悲観的なものとしてとらえるのではなく、それを満喫したいと思いました。高齢を迎えて社会の第一線を退いた人が老後を楽しむということは、むしろそういう価値観から生まれてくると思います。

人間は上へ伸びる喜びと同時に、幅を広げる楽しみも知っています。ですから肝心なのは、子どもを「天才に育てる」ことではなく「幸せな人間に育てる」ことだと思うのです。

ここで、私が本書で述べたかった新しい赤ちゃん観をもう一度まとめておきたいと思います。

①赤ちゃんは、自ら行動し、環境と相互作用する存在である。
②赤ちゃんの発達は、必ずしも右肩上がりではない。
③赤ちゃんも、一人の人間としてその存在を尊重すべきである。

最後に、私がこの本の執筆を思いたったころ、福井大学で障害児教育に携わる松木健一助教授から聞いた話を紹介したいと思います。

障害により生まれたときから寝たきりで、チューブで栄養を摂っていた翼（仮名）くんが、あるときから医師に口まで流動食を運んでもらい、摂取できるようになりました。「チューブの栄養摂取」から「スプーンで食べさせてもらう」に変わったわけです。成長の途上にある翼くんにとって、これは明らかに大きな変化でした。

もし、「発達」を上へ上へ伸びることだと考えると、一人では食べられない翼くんにはまだまだやることがたくさんあります。「自分で食べられるように」もしくは「固形物も」であり、そのための工夫や訓練をすることです。あるいはリハビリのカリキュラムを今よりもっと高度なものに組み直すことかもしれません。

しかし、松木氏の考えは違っていました。

「医者に口まで流動食を運んでもらい、飲み込めた翼くんは、次に母親に手伝ってもらって食べられるようになると思う。母親はそれを心待ちにしていたからね。で、次はひょっとしたら父親だろう。そうすると、相手によって会話の内容も変わるでしょう？

中には食べさせるのが下手な人や、気の合わない人もいて、翼くんはいやがるかもしれないな。翼くんの感情はどうなるだろう？　一人で食べられないとはいっても、他人との関わりの中で食事ができるようになれたんだ。大きな進歩じゃないか。私は、そうやって着実に翼くんの世界を広げてやりたい」

誰が口まで食事を運ぼうと、翼くんが「他人に食べさせてもらう」ことに変わりはなく、発達の段階としては同じレベルにあります。

しかし、木が上に伸びながら、同時に横にも葉を茂らせたり、花を咲かせたりするように、このときの翼くんも自分以外の誰かと関わる機会が増えることで、縦へ横へと広がったのだと思います。これが、本来の子どもの発達のあるべき姿だと私は思うのです。その意味で、子どもはやはり大きな可能性を秘めているのです。

そして、このような個々の発達の広がりというのは、おそらく知能指数などにはあらわれてこないものでしょう。養育期において、その広がりを実感できるのは、親をおいて他にはいないのではないでしょうか。
私は、そこに、トータルに子どもを見ることの楽しさがあると思うのです。

あとがき

ちょうど一〇年前、私の大学での研究活動に大きな転機が訪れました。それまで細々と画像診断で研究をし、論文を発表していたものの、限界を感じていたこともあって、大学を辞める前に一度くらい外国留学をしてみたいと思ったのです。

もともと小児発達神経学を学んでいた私は、併せて知的障害児に対する治療と研究を行っていました。そして「早期発見・早期治療」を最大の課題として、保健所などの専門機関の力を借りながら、早期に診断と訓練を行うための指導を懸命にやっていました。

そうして、子どもたちと接するうちに、私の中である疑問が生じてきました。一九七五―七七年ごろに、特に脳性麻痺へのまったく新しい発想の治療方法が、ヨーロッパから日本にも輸入されましたが、それが思ったほど効果を上げていないのではないかという疑問です。

そしてオランダに留学することになり、なにげなく選んだのが、プレヒテル教授の教室でした。それによって、私は留学生活一週目で頭が混乱し、非常な興奮状態に陥りました。教授から教えられる赤ちゃんの行動についての研究は、序章でも述べたように、それまで教わった神経学を根底からくつがえすようなものに思えました。そして一日中、赤ちゃんの行動を録画したビデオを再生しては観察、記録するうちに、自分の目で見る、それも「ありのままの状態の子どもを見る」ことの大切さが身に染みてわかるようになってきました。

この留学では、もう一つのことを学びました。当時からオランダでは、たとえ障害をもって生まれても、健常者と同じように普通に暮らしていけるという、精神的に成熟した土壌がありました。車椅子に乗っている人には手の空いた人が手を貸せばいいし、目の見えない人には気づいた人が道案内する。彼らへの過剰な反応も、不自然なノーマライゼーションもありません。

オランダの小児科医も診断の際、子どもの親に「お子さんは小児麻痺です」と告げるだけで、特に変わったアドバイスをするわけでもなく、普通の子どもと同じ扱いをするのです。日本であれば、訓練について、家族の心構えについて、学校環境について、進路について、医師や治療家や親にはそれ相応の心構えが求められます。

しかし、オランダの医者が親に言うことといえば、「訓練？　それより子どもと親が幸せになることを一緒に考えましょうよ」と、拍子抜けするほどの言葉でした。

こんなことを書くと、他人事だと思って気楽に言うなとお叱りを受けるかもしれません。

でも、帰国後、私がある障害児の母親に（数年来のつき合いで信頼関係にある親ですが）、

「お母さん、子どもに訓練を強制するのは、どうも違うみたいだね」とこぼした瞬間、お互いに安堵感が芽生え、変な肩の力が抜けたように思えたのです。リハビリを完全にやめてしまったわけではありません。ただ私は、毎日毎日歩くことだけを求められ、つらい訓練を続けるためだけにこの子は生まれてきたんだろうかと、しだいにそう思うようになっていたのです。

親の側にも「そうだね、先生。変わらないよね」という一種の居直りが生まれ、変えなくてはならないのは、障害をもった彼らではなく、ひょっとしたら私たち大人や社会のあり方ではないかと思うようになったのです。

同じころ、福井大学の松木健一助教授から、オランダで学んだ「見ることの重要性」を再び教わる経験をしました。

彼は母親に「指導」をしません。ただ子どもの行動や言葉を観察し、親が気づいていない子どものシグナルを「通訳」するだけです。「この子はこうすればこうなる」といった、占いのようなアドバイスではなくて、「この子が今、あなたに言おうとしているのは、こういうことなんです」と、親が子どもを理解できるように手ほどきするのです。それは障害をもって生まれてきた子どもについても、健常児についても同じことでした。

こんなことがありました。超重度障害者の施設で、ある男の子を課題で取り上げ、その日から施設スタッフをはじめ、周囲の人々が彼を観察するようになりました。いろいろな人が「おはよう！」とか「今日も元気？」と声をかけるようになります。すると、これまで無表情だった彼に、グニャッと顔を曲げるなど表情が出てきたのです。

書店に溢れる育児本には「天才児の育て方」「愛情が大切」などという文字が溢れています。しかし、知識や情報、愛情のシャワーが子どもを伸ばす秘訣だとは書いてあっても、「子どもが発するメッセージを知るための観察方法」についての本はあまり見かけません。これほど科学が発達している時代なのだから、「黙って見たら、ピタリとあたる」くらいの本があってもよさそうなのに、と思います。

さらに、オランダでの研究を発表したとき、初めて興味をもってくれたのが福島大学の高谷理恵子助教授と東京大学の多賀厳太郎氏でした。この二人との出会いから本格的に発達行動学の研究がスタートしたといえます。

まずは、アクトグラム（動きの時間的変化をあらわした図）の作成や二次元、三次元の行動解析装置を使ってプレヒテルから教わった自発運動の研究を行いました。こうした中で、ＧＭ運動がカオス的な振る舞いをし、生後二ヶ月で大きく変化すること、さらには脳障害を受けた子どもではステレオタイプになったり、ランダムになったりすることを明らかにしました。この研究が、京都大学霊長類研究所のチンパンジー、アユムのＧＭ運動の解析にもつながっていったのです。

こうした研究と同じころに始めたのが、ｆＭＲＩを用いた新生児・乳児の脳機能の研究でした。福井医科大学の山田弘樹氏と岡崎国立共同研究機構生理学研究所の定藤規弘教授との共同研究は、生後二ヶ月で視覚野の活動パターンが劇的に変化することを初めて明らかにしたものでした。

脳機能画像の研究は、一九九九年に埼玉医科大学に移ってから、日立製作所の基礎研究所主管研究長、小泉英明氏の協力を得て、光トポグラフィーを用いた研究に変わっていきました。

そして、二〇〇一年四月には、国立小児病院名誉院長の小林登氏らと「日本赤ちゃん学会」を創設することになり、一〇月には、東京女子医科大学に日本の医学部としては初めての乳児発達行動学講座を開講することになりました。

赤ちゃんの行動を観察するということを始めてから、私の周りに変化が起こり、今では九州大学大学院医学研究院の中野仁雄教授の胎児を研究しているグループから、京都大学霊長類研究所のチンパンジーの行動観察グループ、日立製作所の脳の研究グループ、さらには福井総合病院を中心とした福井乳幼児発達研究会に至るまで、共同研究の輪が広がっています。

赤ちゃんは、私に本当に多くのものを学ばせてくれただけでなく、多くの仲間を与えてくれたのです。

本書の執筆にあたり、関西シーエスの狩俣昌子さんには、二年間にわたりサポートいただだいたことを感謝します。

なお、小児科医として約三〇年、こうして研究を続けてこれたのは、人生の相棒で一番の理解者であり、小児神経科医として尊敬できる妻がいたことに尽きると思います。

また育児の先輩として、人生の先輩として、私を育ててくれた両親に心から感謝しています。私の育児観の根本はこの両親から伝えられたものであると思っています。

ありがとうございました。

平成一五年四月三〇日

小西行郎

【参考文献】

『これで安心　0歳からの育児』小西行郎著、法研、一九九九年
『脳のしくみと不思議』鈴木智子著、日本文芸社、一九九七年
「［シリーズ　子どもを育てる］第1回　立つ・歩く・話す」「ニューズウィーク日本版」一九九七年六月一一日号、ＴＢＳブリタニカ
『赤ちゃんの手とまなざし』竹下秀子著、岩波書店、二〇〇一年

【引用出典】

(1)「幼児用教材で言語障害」巷野悟郎著、「文藝春秋」二〇〇一年一二月特別号、文藝春秋
(2)「胎児・乳児の運動能力」小西行郎著、『赤ちゃんの認識世界』正高信男編、ミネルヴァ書房、一九九九年
(3)『脳と身体の動的デザイン――運動・知覚の非線形力学と発達』多賀厳太郎著、金子書房、二〇〇二年
(4)「連続座談会　脳を育む(1)幼児・小児期」『週刊医学界新聞』Vol.２４２３、医学書院、二〇〇一年
(5)『乳幼児の精神衛生』ジョン・ボウルビィ著、黒田実郎訳、岩崎書店、一九六二年
(6)『井深大の「教育論」』井深大著、ネコ・パブリッシング、二〇〇一年
(7)『胎児は見ている――最新医学が証した神秘の胎内生活』トマス・バーニー著、小林登訳、祥伝社、一

九八七年
(8)「赤ちゃんの記憶力を探る」「ひよこクラブ」二〇〇二年三月号、ベネッセコーポレーション
(9)『子ども一〇〇年のエポック――「児童の世紀」から「子どもの権利条約」まで』本田和子著、フレーベル館、二〇〇〇年
(10)「テレビ番組の視聴による健康被害への対応について」(報道発表資料より)厚生省障害保健福祉部精神保健福祉課・厚生省大臣官房厚生科学課、一九九七年一二月一八日
http://www1.mhlw.go.jp/houdou/0912/h1218-1.html
(11)「映像メディアと脳――テレビ映像の大脳生理学的アプローチ」橋元良明著、「マス・コミュニケーション研究№46、日本マス・コミュニケーション学会、一九九五年

小西行郎（こにし ゆくお）

一九四七年香川県生まれ。京都大学医学部卒業。東京女子医科大学教授。日本乳児行動発達研究会、日本赤ちゃん学会事務局長。九〇年にオランダ・フローニンゲン大学に留学、帰国後、脳科学、発達行動学の立場から小児科学に新風を吹き込む。著書に『これで安心 0歳からの育児』（法研）、共著に『赤ちゃんの認識世界』（ミネルヴァ書房）など。

赤《あか》ちゃんと脳《のう》科《か》学《がく》

二〇〇三年 五 月二二日 第一刷発行
二〇〇九年 六 月 六 日 第一三刷発行

集英社新書〇一九四I

著者……小西行郎《こにしゆくお》

発行者……大谷和之

発行所……株式会社集英社

東京都千代田区一ツ橋二-五-一〇 郵便番号一〇一-八〇五〇

電話 〇三-三二三〇-六三九一（編集部）
〇三-三二三〇-六三九三（販売部）
〇三-三二三〇-六〇八〇（読者係）

装幀……原 研哉

印刷所……大日本印刷株式会社 凸版印刷株式会社

製本所……加藤製本株式会社

定価はカバーに表示してあります。

ISBN 4-08-720194-5 C0247

Printed in Japan

a pilot of wisdom

集英社新書　好評既刊

両さんと歩く下町　秋本　治
デモクラシーの冒険　姜　尚中／テッサ・M-スズキ
余白の美　酒井田柿右衛門　十四代 酒井田柿右衛門
スポーツを「読む」　重松　清
僕の叔父さん　網野善彦　中沢新一
ゲノムが語る生命　中村桂子
考える胃袋　石毛直道／森枝卓士
父の文章教室　花村萬月
太平洋——開かれた海の歴史　増田義郎
サウジアラビア　中東の鍵を握る王国　A・バスブース
『噂の眞相』25年戦記　岡留安則
懐かしのアメリカTV映画史　瀬戸川宗太
いのちを守るドングリの森　宮脇　昭
安全と安心の科学　村上陽一郎
英単語が自然に増える　尾崎哲夫
新人生論ノート　木田　元
ヒンドゥー教巡礼　立川武蔵

人はなぜ憎しみを抱くのか　A・グリューン
戦場の現在《いま》　加藤健二郎
日本の古代語を探る　西郷信綱
アマゾン河の食物誌　醍醐麻沙夫
英語は動詞で生きている！　晴山陽一
医師がすすめるウオーキング　泉　嗣彦
レンズに映った昭和　江成常夫
豪快にっぽん漁師料理　野村祐三
退屈の小さな哲学　L・スヴェンセン
悲しみの子どもたち　岡田尊司
中華文人食物語　南條竹則
流星の貴公子 テンポイントの生涯　平岡泰博
著作権とは何か　福井健策
古本買い　十八番勝負　嵐山光三郎
北朝鮮「虚構の経済」　今村弘子
終わらぬ「民族浄化」 セルビア・モンテネグロ　木村元彦
国際離婚　松尾寿子

a pilot of wisdom

病院で死なないという選択　中山あゆみ
よみがえる熱球―プロ野球70年　林　新
韓国のデジタル・デモクラシー　玄　武岩
江戸っ子長さんの舶来屋一代記　茂登山長市郎
フォトジャーナリスト13人の眼　日本ビジュアル・ジャーナリスト協会編
江戸の旅日記　H・プルチョウ
脚本家・橋本忍の世界　村井淳志
反日と反中　横山宏章
行動分析学入門　杉山尚子
ショートショートの世界　高井　信
働きながら「がん」を治そう　馳澤憲二
フランスの外交力　山田文比古
あの人と和解する　井上孝代
自宅入院ダイエット　大野　誠
インフルエンザ危機《クライシス》　河岡義裕
ご臨終メディア　森　達也　森巣　博
人民元は世界を変える　小口幸伸

江戸を歩く〈ヴィジュアル版〉　田中優子　写真・石山貴美子
ジョン・レノンを聴け！　中山康樹
乱世を生きる 市場原理は嘘かもしれない　橋本　治
チョムスキー、民意と人権を語る　N・チョムスキー　聞き手・岡崎玲子
奇妙な情熱にかられて　春日武彦
松井教授の東大駒場講義録　松井孝典
食べても平気？　BSEと食品表示　吉田利宏
必笑小咄《こばなし》のテクニック　米原万里
アスベスト禍　粟野仁雄
小説家が読むドストエフスキー　加賀乙彦
環境共同体としての日中韓　監修・寺西俊一　東アジア環境情報発伝所編
論争する宇宙　吉井　讓
人間の安全保障　アマルティア・セン
不惑の楽々英語術　浦出善文
姜尚中の政治学入門　姜　尚中
喜劇の手法 笑いのしくみを探る　喜志哲雄
台湾 したたかな隣人　酒井　亨

集英社新書　好評既刊

郵便と糸電話でわかるインターネットのしくみ	岡嶋 裕史
反戦平和の手帖	喜納 昌吉 C・ダグラス・ラミス
巨大地震の日	高嶋 哲夫
男女交際進化論「情交」か「肉交」か	中村 隆文
フランス反骨変人列伝	安達 正勝
日本の外交は国民に何を隠しているのか	河辺 一郎
ハンセン病 重監房の記録	宮坂 道夫
必携！ 四国お遍路バイブル	横山 良一
映画の中で出逢う「駅」	臼井 幸彦
幕臣たちと技術立国	佐々木 譲
大人のための幸せレッスン	志村季世恵
サッカーW杯 英雄たちの言葉	中谷綾子アレキサンダー
ヤバいぜっ！ デジタル日本	高城 剛
娘よ、ゆっくり大きくなりなさい	堀切 和雅
戦争の克服	阿部 浩己 鵜飼 哲 森巣 博
「権力社会」中国と「文化社会」日本	王 雲海
アメリカの原理主義	河野 博子
独創する日本の起業頭脳	垂井 康夫 武田 郁夫 編
ブッダは、なぜ子を捨てたか	山折 哲雄
日本神話とアンパンマン	山田 永
憲法九条を世界遺産に	太田 光 中沢 新一
悪魔のささやき	加賀 乙彦
ダーウィンの足跡を訪ねて〈ヴィジュアル版〉	長谷川眞理子
中国10億人の日本映画熱愛史	劉 文兵
よくわかる、こどもの医学	金子 光延
フェルメール全点踏破の旅〈ヴィジュアル版〉	朽木ゆり子
就職迷子の若者たち	小島 貴子
データの罠 世論はこうしてつくられる	田村 秀
搾取される若者たち	阿部 真大
落語「通」入門	桂 文我
深層水「湧昇《ゆうしょう》」、海を耕す！	長沼 毅
永井荷風という生き方	松本 哉
武田信玄の古戦場をゆく	安部龍太郎
親ばなれ 子ばなれ	栗坪 良樹

a pilot of wisdom

集英社新書　好評既刊

紳士の国のインテリジェンス
川成 洋　0401-D

英国の世界戦略を影で狙ったスパイたち。S・モームやG・グリーンら実在の「ジェームズ・ボンド」の素顔。

ビートたけしと「団塊」アナキズム
神辺四郎　0402-B

団塊世代の象徴的存在・ビートたけしの人気を分析。彼の背後にいる700万人の「団塊」たちの正体を暴く。

「不育症」をあきらめない
牧野恒久　0403-I

流産を繰り返す「不育症」を適切に治療すれば年間5万人超の赤ちゃんが誕生！　少子化対策の盲点をつく。

性のこと、わが子と話せますか？
村瀬幸浩　0404-E

性の低年齢化が進む今、子供の質問や思春期の悩みにどう答え、対処する？　親のための実践的会話指南。

王様は裸だと言った子供はその後どうなったか
森 達也　0405-B

誰もが知っている古今東西の物語を痛快にパロディ化。ドキュメンタリー作家のユーモア溢れる現代文明論。

米原万里の「愛の法則」
米原万里　0406-F

人と人、国と国…。稀有の作家が伝えたかったのはコミュニケーションの大切さ。最初で最後の講演録。

銀行 儲かってます！
荒 和雄　0407-B

いまだ懲りないメガバンクの本音を見抜き、大切な財産を守り増やすための具体策を、元・銀行支店長が指南。

非線形科学
蔵本由紀　0408-G

生命体から非生命体まで森羅万象を形づくる意外な法則。現代物理学の最前線を第一人者が解説する入門書。

愉悦の蒐集 ヴンダーカンマーの謎〈オールカラー〉
小宮正安　005-V

欧州の貴族や学者たちが情熱を傾けて蒐集した珍奇な品々を陳列する〈不思議の部屋《ヴンダーカンマー》〉を再発見。図版多数。

官能小説の奥義
永田守弘　0410-F

1万冊から厳選したとっておきの〝官能表現〟を満載。他に類を見ない豊穣な日本語の奥深い世界を堪能する。

既刊情報の詳細は集英社新書のホームページへ
http://shinsho.shueisha.co.jp/